Heilpflanzensäfte

Pure Kraft für Gesundheit und Wohlbefinden

Hannelore Funk · Karin Gabriel

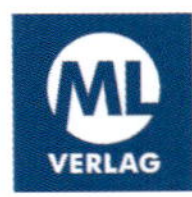

Wichtiger Hinweis
Die Benutzung dieses Buches dient ausschließlich der Information im Bereich Gesundheit. Die Umsetzung der darin enthaltenen Vorschläge, Dosierangaben und aller Informationen erfolgt ausdrücklich auf eigenes Risiko. Rechts- und Schadenersatzansprüche sind daher ausgeschlossen. Das Werk inklusive aller Inhalte wurde unter größter Sorgfalt erarbeitet. Da auch die Medizin einem fortlaufenden Wandel und ständiger Weiterentwicklung unterworfen ist, können der Verlag und die Autorinnen keine Gewähr für die Aktualität, Korrektheit und Vollständigkeit der in diesem Buch enthaltenen Informationen und Inhalte übernehmen. Druckfehler und Fehlinformationen können nicht vollständig ausgeschlossen werden und eine Verantwortung sowie Haftung in irgendeiner Form für fehlerhafte Angaben und daraus entstandene Folgen werden vom Verlag bzw. den Autorinnen nicht übernommen.

Die hier bereitgestellten Informationen können niemals eine ärztliche Beratung, Diagnose oder Behandlung ersetzen. Auch sollten sie niemals als alleinige Quelle für gesundheitsbezogene Entscheidungen verwendet werden.

Bei Beschwerden und vor jeder Selbstbehandlung ist ein Arztbesuch angeraten.

Weitere Informationen über Frischpflanzensäfte
Kompetente Beratung zu den Frischpflanzensäften erhalten Sie in Apotheken und Reformhäusern. Hier hilft man Ihnen gerne weiter.

In diesem Buch sprechen die Autorinnen exemplarisch von Schoenenberger Frischpflanzensäften. Hiermit wird keine Werbung für bestimmte Produkte oder für eine bestimmte Firma beabsichtigt. Frischpflanzensäfte werden auch von anderen Herstellern angeboten.
Die genannten Informationen dienen dem Leser nur zur Aufklärung über den Ursprung, die Herkunft, den Anbau der Pflanzenrohstoffe und anderes Wesentliche über Frischpflanzensäfte.

1. Auflage 2017

Druck: Generál Nyomda Kft., H-6727 Szeged

www.ml-buchverlag.de

ISBN 978-3-947052-83-7

Inhaltsverzeichnis

Vorwort 7

Grundlagen 9

Hinweise zum Buch und dessen Gliederung 11

Von Kopf bis Fuß 13

1. Beschwerden von „Kopf bis Fuß“ 14
2. Kopf, Nerven und Psyche 15
   2.1 Angst 16
   2.2 Depressive Verstimmungen 18
   2.3 Schlafstörungen 20
   2.4 Konzentrationsschwäche, Hyperaktivität 22
3. Das Atemsystem 25
   3.1 Erkältung/Entzündung 27
   3.2 Allergien (Heuschnupfen) 30
4. Herz/Kreislauf und Gefäße 32
   4.1 Herz-Kreislauf-Erkrankungen 34
   4.4 Alterserkrankungen 37
5. Die Verdauung 38
   5.1 Appetitstörungen 40
   5.2 Magenschleimhautentzündung (Gastritis) 42
   5.3 Aufstoßen 44
   5.4 Refluxkrankheit 46
   5.5 Leber/Galle/Bauchspeicheldrüse 48
   5.6 Darm 51
6. Harnwege, Niere, Blase 59
   6.1 Blasenentzündung (Cystitis) 60
7. Stoffwechsel 62
   7.1 Stoffwechsel, allgemein 64
   7.2 Übergewicht durch Ernährungsfehler 68
   7.3 Abnehmen 70
   7.4 Stammfettsucht, viszerale Fetterkrankung 71
   7.5 Metabolisches Syndrom 72

8. Der Bewegungsapparat 73
8.1 Arthrose 75
8.2 Gicht (Urikopathie, Arthritis urica) 77
9. Haut, Haare, Nägel 81
9.1 Allgemeine Hautbeschwerden 82
9.2 Akne vulgaris 84
9.3 Haarausfall 86
10. Frauenleiden 88
10.1 Prämenstruelles Syndrom (PMS) 89
10.2 Wechseljahresbeschwerden 91

Kurzporträts: Frischpflanzensäfte und ihre Indikationen 93
Acerola (Malpighia punicifolia L.) 95
Andorn (Marrubium vulgare L.) 97
Acker-Schachtelhalm (Equisetum arvense L.) 99
Artischocke (Cynara scolymus L.) 101
Baldrian (Valeriana officinalis) 103
Bärlauch (Allium ursinum L.) 105
Birke (Betula pendula aut pubescens aut alba) 107
Brennnessel (Urtica dioica L.) 109
Fenchel (Foeniculum vulgare) 111
Granatapfel – Muttersaft (Punica granatum L.) 113
Hafer (Avena sativa L.) 115
Huflattich (Tussilago farfara L.) 117
Ingwer (Zingiber officinale ROSCOE) 119
Johanniskraut (Hypericum perforatum L.) 121
Kaktusfeige (Opuntia ficus indica (L.) MILL.) 123
Kartoffel (Solanum tuberosum L.) 125
Knoblauch (Alium sativum L.) 127
Löwenzahn (Taraxacum officinale) 129
Melisse (Melissa officinalis) 131
Mistel (Viscum album L.) 133
Petersilie (Petroselium crispum [MILL.] FUSS. aut sativus) 135
Rosmarin (Rosmarinus officinalis) 137
Salbei (Salvia officinalis) 139
Schwarzrettich (Raphanus sativus L. var. niger) 141
Sonnenhut (Echinacea purpurea L. MOENCH) 143
Schafgarbe (Achillea millefolium L.) 145
Sellerie (Apium graveolens L.) 147

Spitzwegerich (Plantago lanceolata L.) 149
Thymian (Thymus vulgaris L.) 151
Weißdorn (Crataegus monogyna Jacquin aut oxyacantha L.) 153
Wermut (Artemisia absinthum L.) 155
Zwiebel (Allium cepa L.) 157

Säfte und Saftcocktails – Rezepte 159
1. Saftcocktails für gesunde und kranke Tage 160
2. Obst- und Gemüsesäfte im Kurzportät 163
2.1 Schwarzer Holunder (Sambucus nigra) 164
2.2 Möhren/Karotten (Daucus carota) 165
2.3 Rote Bete (Beta vulgaris) 166
2.4 Sauerkraut (Weißkohl, Brassica capilata) 167
2.5 Tomaten (Solanum lycopersicum) 168
2.6 Rote Weintrauben (Vitis vivifera) 169

Anhang 171
Fachbegriffe: Inhaltsstoffe und Wirkungen 172
Stichwortverzeichnis 174
Literatur- und Quellenverzeichnis 175

Vorwort

Liebe Leserin, lieber Leser,

„Die Kraft deines Körpers liegt in den Säften von den Pflanzen."

(Kaiser SHENNONG, ca. 2800 v. Chr.; vermutlich ältestes Kräuterbuch der Welt)

Von Anbeginn der Menschheit versuchten Ärzte und Heilkundige durch Kräuter oder Diäten die Gesundheit zu erhalten oder wiederherzustellen.
Als Heilpraktikerinnen sehen wir natürlich nicht nur die Krankheit, sondern den ganzen Menschen in seinem Umfeld, seiner Ernährung und Lebensweise. Immer wieder haben wir die Erfahrung gemacht, dass nicht allein die ausgewählte Medizin für den Erfolg einer Therapie entscheidend ist. Häufig ist auch eine Ernährungs- und Lebensumstellung notwendig.
Viele Krankheiten entwickeln sich langsam und oft schleichend durch eine andauernde ungesunde Lebensweise. Die Auswahl an Therapiemöglichkeiten ist vielfältig.
Aus unserer jahrelangen Praxisarbeit möchten wir Ihnen unsere Erfahrungen mit Frischpflanzensäften und deren Einsatzmöglichkeiten vorstellen.
Anfang der Zwanzigerjahre des vorigen Jahrhunderts reformierte der Schweizer Apotheker und Pflanzenforscher Walther Schoenenberger die Pflanzenheilkunde. Er war überzeugt und brachte durch Laboruntersuchungen den Beweis, dass der frische Pflanzensaft der getrockneten Droge überlegen war. Walther Schoenenberger gilt damit als Begründer der heutigen modernen Frischpflanzensafttherapie.
Die Haupteinsatzgebiete dieser sanften, wirkungsvollen Pflanzenmedizin sind die häufig vorkommenden Zivilisationskrankheiten unserer modernen, hektischen Zeit. Diese werden in unserem Buch ausführlich behandelt. Die Auswahl trafen wir anhand unserer eigenen praktischen Erfahrung und Beobachtungen.
Ziel ist es, den Stoffwechsel auf natürliche Weise umzustimmen und anzuregen, um die Gesundheit wiederherzustellen oder zu verbessern.

Wir wünschen Ihnen viel Erfolg!

Hannelore Funk, Heilpraktikerin (Hannover – Gehrden)
Karin Gabriel, Heilpraktikerin (Rahden – Pr. Ströhen)

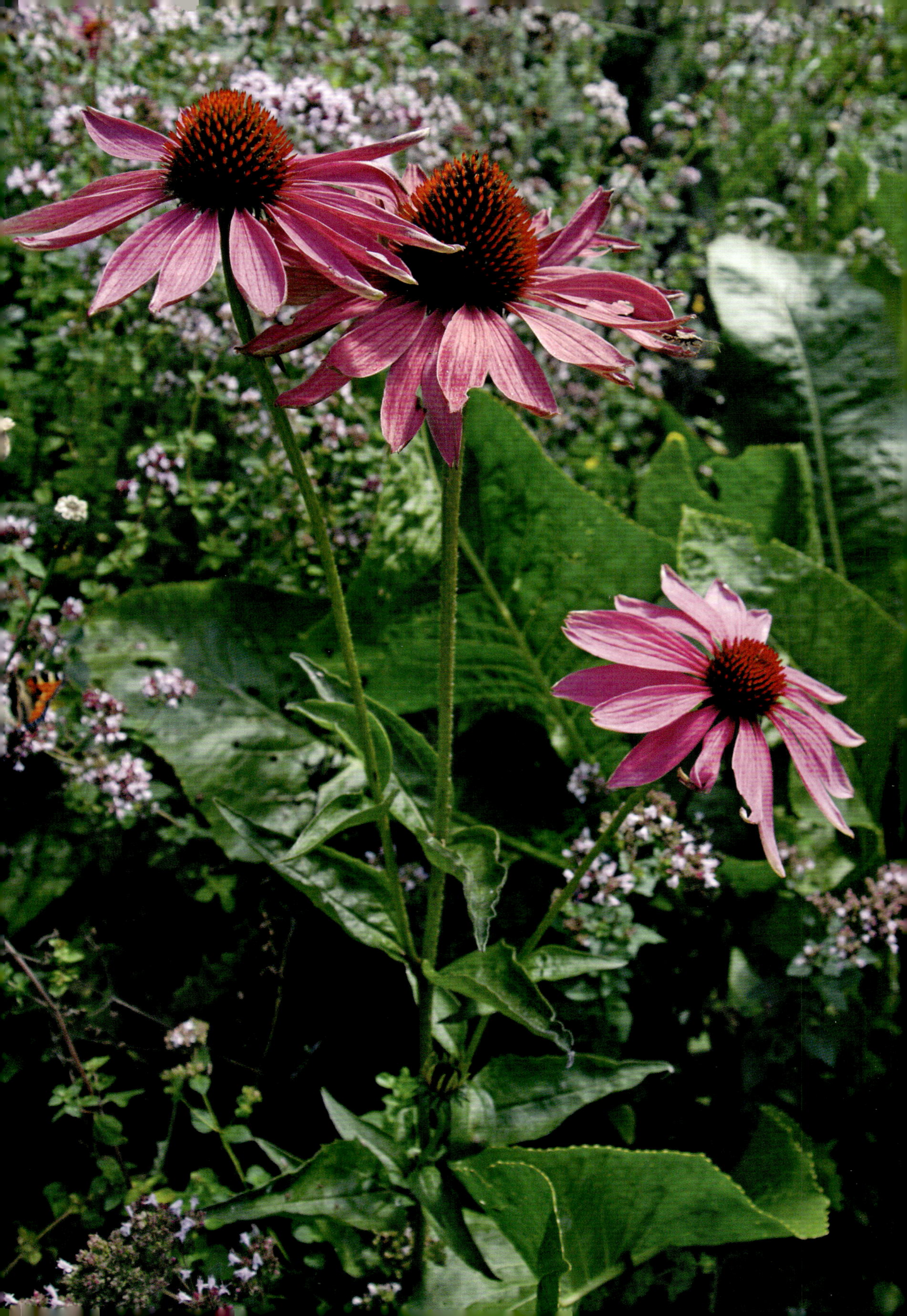

Grundlagen

Historie

Einer der Begründer der heutigen modernen Frischpflanzensafttherapie war der Apotheker Walther Schoenenberger. 1961 erfolgte ihre Aufnahme in das deutsche Arzneimittelgesetz (§ 44 AMG Ausnahme von der Apothekenpflicht für Heilmittel) unter dem Begriff *„Pressäfte aus frischen Pflanzen"*.

Deklarationen der Frischpflanzensäfte

- Traditionelles pflanzliches Arzneimittel
- Naturreiner Heilpflanzensaft
- Naturreiner Pflanzentrunk
- Naturreiner Fruchtsaft

Herkunft und Anbau von Arzneipflanzen

Standort, Klima, Anbau und Ernteverfahren von Arzneipflanzen sind entscheidend für eine gute Rohstoffqualität. Die Pflanzen hierfür werden von Vertragsbauern biologisch angebaut oder stammen aus kontrollierten Wildsammlungen.

Herstellungsverfahren von Frischpflanzensäften in Kürze

Die Herstellungsverfahren von Frischpflanzensäften unterliegen strengen Vorgaben. Sie sind im § 44 AMG 76 geregelt.
Wichtig:

- Das Pflanzenmaterial muss nach der Ernte noch am gleichen Tag verarbeitet werden.
- Alle Säfte sind frei von Konservierungsstoffen, auch sind sie frei von Alkohol.

Die Vorteile von Frischpflanzensäften

Da reine Pflanzensäfte keinen Alkohol oder Konservierungsstoffe enthalten, sind sie besonders für Personen geeignet, die auf diese „Beistoffe" verzichten müssen oder möchten.

Auch ist die einfache Handhabung der Einnahme für Berufstätige, die wenig Zeit haben, von Vorteil, denn Gesundheit beginnt bekanntlich bereits in der Küche. Hier können die Pflanzensäfte zum Beispiel in Mischung mit Gemüse- oder Obstsäften, in Form von grünen Smoothies oder als würzige Beigabe in Suppen verwendet werden.

Information: Beipackzettel

Jede arzneilich zugelassene Pflanzensaftpackung enthält einen Beipackzettel mit allen wichtigen Informationen über Herkunft und Inhalt mit genauen Verwendungs- und Anwendungshinweisen. Indikationen, Kontraindikationen, Dosierungen und Neben- oder Wechselwirkungen müssen ebenfalls hierin aufgeführt sein.

Anwendungsbereiche

Frischpflanzensäfte eignen sich für fast alle Beschwerden des Alltags. Schwerpunkte sind die vielen Zivilisationserkrankungen, wie zum Beispiel Übergewicht, rheumatische Beschwerden, Nervosität, Hautprobleme, Atemwegs-, Verdauungs- und Stoffwechselstörungen. Besonders bewährt haben sich Gesundheitskuren zur Stoffwechselregulierung und Gewichtsabnahme, Prävention oder in der Gesundungsphase. Möglich sind auch Kombinationen mit anderen Therapien. Hier fragen Sie Ihren Arzt oder Therapeuten.

Einnahmeempfehlungen

Die Tipps und Einnahmeempfehlungen im Kapitel „Von Kopf bis Fuß" sind unsere eigenen, nicht bindenden Erfahrungswerte. Die Säfte nimmt man am besten vor den Mahlzeiten mit etwas Wasser ein. Ihre Resorption erfolgt über die Schleimhäute des Verdauungstraktes. Auch lassen sich mit Gemüsesäften oder Fruchtsäften schmackhafte gesunde Cocktails herstellen.

Dauer der Einnahme

Empfehlenswert ist eine längere Einnahmedauer. Zum Beispiel in Form einer Kur von 14 Tagen bis vier Wochen oder länger.

Wo erhalte ich die im Buch angegebenen Frischpflanzensäfte?

Frischpflanzensäfte sind in Apotheken, Reformhäusern oder Naturkostläden erhältlich.

Hinweise zum Buch und dessen Gliederung

Von Kopf bis Fuß

Im Indikationsteil (von Kopf bis Fuß geordnet) finden Sie Beschwerden und deren Behandlungen mit Frischpflanzensäften und Kuren. Hier verweisen wir auch kurz auf traditionelle Heilpflanzen, die sich in der Praxis bewährt haben. Pflanzensaftanwendungen sollen die Selbstheilungskräfte des Körpers aktivieren, den Stoffwechsel anregen und die natürlichen Abläufe unterstützen. Auch Schüßler-Salze können in Kombination mit Heilpflanzensäften eingesetzt werden und werden daher im Indikationsteil kurz erwähnt. Gesundheit verstehen wir stets ganzheitlich. Deshalb dürfen auch allgemeine Hinweise und Tipps zu Ernährung, moderatem Sport, Selbsthilfegruppen u. a. nicht fehlen. Diese runden dieses Kapitel ab.

Die Grenzen der Phytotherapie – medizinische Abklärung

Selbstbehandlung bedeutet auch Eigenverantwortung. Wir empfehlen deshalb stets den Besuch eines Arztes oder Heilpraktikers zur medizinischen Abklärung. Auch finden Sie hier keine schweren organischen Erkrankungen, Notfälle und Ähnliches aufgelistet. Sie gehören in ärztliche Behandlung.

Kurzportrait Frischpflanzensäfte

Hier stellen wir Ihnen kurz die Pflanzen zu den im Buch genannten Frischpflanzensäften vor. Neben deren Inhaltsstoffen und Wirkungsweisen finden Sie hier die allgemeinen Anwendungsarten (Indikationen) sowie wertvolle Hinweise zu den Pflanzen.

Sonderteil: Cocktails

Auch Obst- und Gemüsesäfte gehören zur „Safttherapie". Schmackhafte, verdauungsanregende Cocktails sind eine gesunde Bereicherung für Ihren Speiseplan.

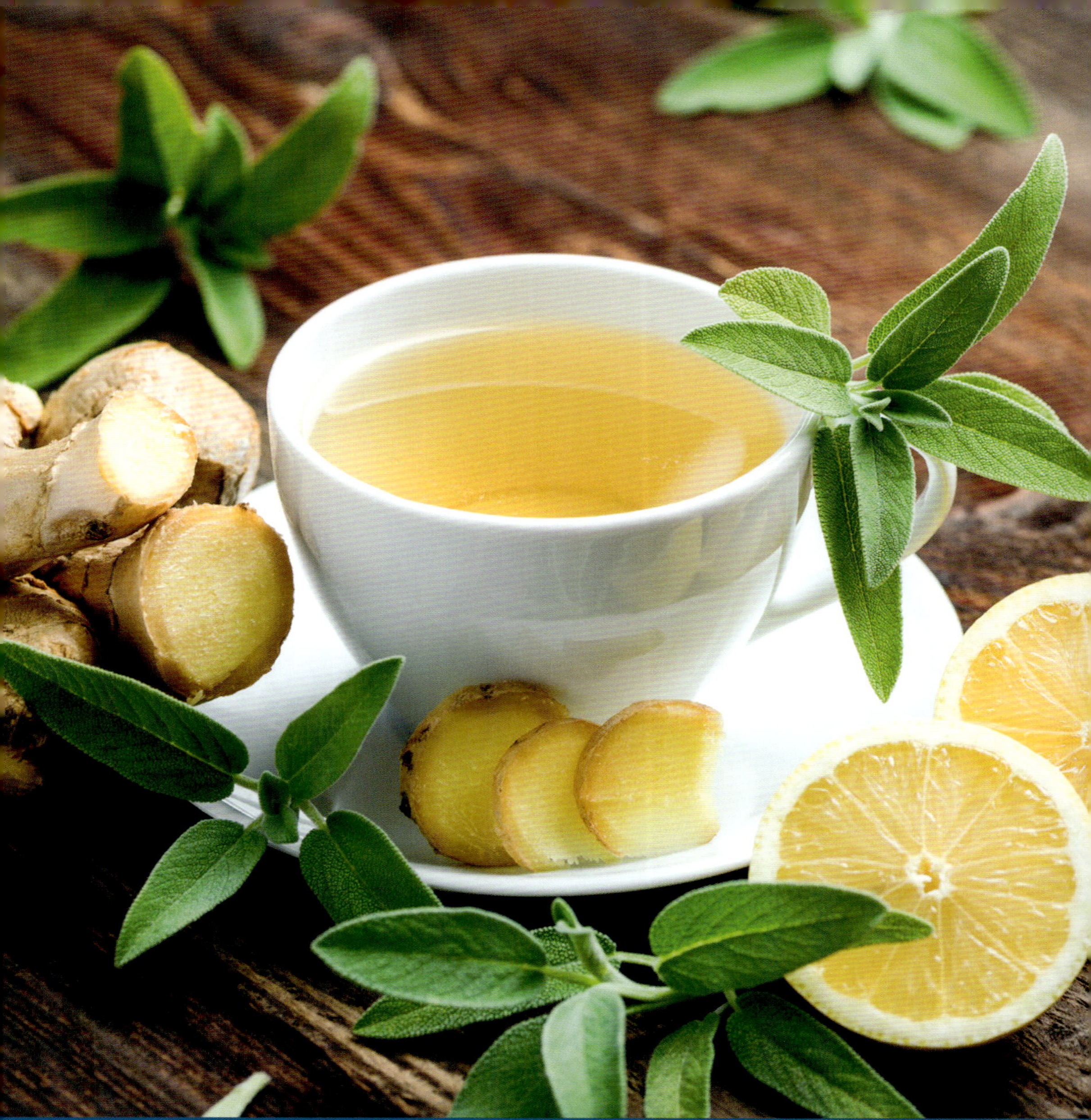

Von Kopf bis Fuß

Praktische Anwendungsmöglichkeiten von Heilpflanzensäften

Heilpflanzensäfte zur Gesundheitspflege; wie sie wirken, was zu beachten ist und wie sie bei „Alltagsbeschwerden" angewendet werden können.

1. Beschwerden von „Kopf bis Fuß“

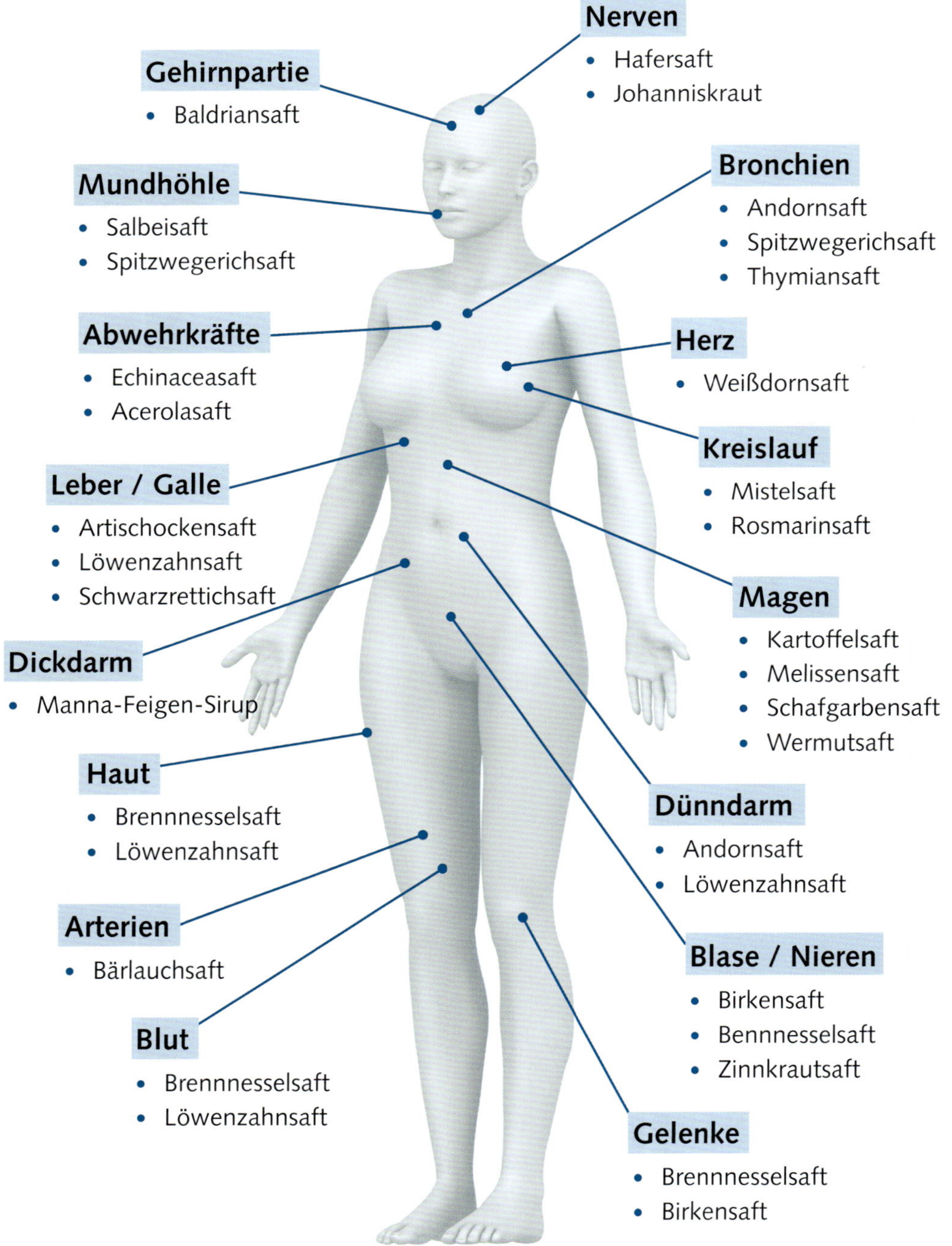

2. Kopf, Nerven und Psyche

Pflanzensaftempfehlungen für Kopf, Nerven und Psyche

Baldriansaft

Hafersaft

Johanniskrautsaft

Kaktusfeigensaft

Melissensaft

Selleriesaft

Weißdornsaft

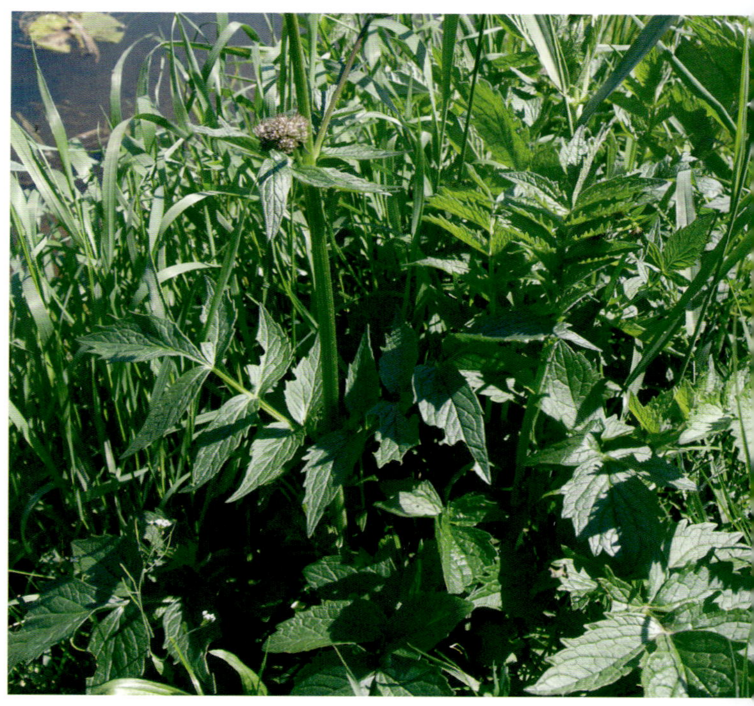

Konzentrationsstörungen, Herz-Kreislauf-Probleme, Reizbarkeit, Hyperaktivität, Schlafstörungen, Verdauungsstörungen und viele andere Alltagsbeschwerden – auch vegetative Dystonie genannt – bestimmen oft den Praxisalltag. Das heutige moderne Leben ist geprägt von einer noch nie dagewesenen Schnelllebigkeit. Viele Lebensbereiche sind einfacher, aber auch komplexer geworden.

Unsere Nerven werden dadurch häufig überreizt und liegen im wahrsten Sinne des Wortes blank. Es ist eine Lebenskunst, aus der angebotenen Medienwelt das rechte Maß für sich selbst zu finden.

Die tiefe Sehnsucht und der Wunsch nach einem gesunden und sinnerfüllten Leben macht es oft notwendig, die eigene Lebensweise zu überprüfen und gegebenenfalls umzustellen. Achten Sie also deshalb stets auf sich selbst.

Tipps, die Sie auf Ihrem Weg zu einem gesunden Leben unterstützen können:

- Schaffen Sie sich klare Ordnungsstrukturen.
- Sorgen Sie für ausreichend Schlaf, wobei Sie auf Ihr individuelles Schlafbedürfnis Rücksicht nehmen sollten.
- Ernähren Sie sich individuell angepasst und vollwertig.
- Vermeiden Sie Alkohol, Zigaretten und andere Drogen.
- Bauen Sie Freizeitstress ab.
- Treiben Sie moderaten Sport, bewegen Sie sich, entwickeln Sie Aktivitäten, die Ihnen Spaß machen.
- Pflegen Sie Hobbys oder suchen Sie sich welche.
- Pflegen Sie Freundschaften.
- Lernen Sie, Freude zu empfinden, üben Sie Gelassenheit und seien Sie dankbar für alles bisher Erreichte.

2.1 Angst

Definition

Angst ist angeboren und warnt uns seit Urzeiten vor Gefahren. Innerhalb von Sekunden ist der Mensch in Kampfbereitschaft oder ergreift die Flucht. Ängste gibt es so viele, wie es Auslöser gibt. Angstauslösende Situationen, wie zum Beispiel Prüfungen, eine ungewisse Zukunft oder Arbeitslosigkeit, können die Gesundheit körperlich wie psychisch stark beeinträchtigen. Sie können sich zum Beispiel in Schlafstörungen, Zittern, Schweißausbrüchen, Unruhe, Unsicherheit, Verdauungsstörungen (Übelkeit, Durchfall), nervöser Reizblase und/oder anderen Symptomen äußern. Abzugrenzen sind diese vorübergehenden Alltagsängste von krankhaften Angststörungen (Arzt!).

Symptome

Schlafstörungen, Nervenschwäche, Gereiztheit, Schreckhaftigkeit, Grübeln, Hypersensibilität, Müdigkeitssyndrom, Unkonzentriertheit, Verdauungsstörungen, Bluthochdruck u. a. Wichtig: Symptome ärztlich auf organische Erkrankungen abklären lassen!

Allgemeine Empfehlungen

Psychotherapie, wie zum Beispiel Verhaltenstherapie, Stressabbau durch Meditation oder Bewegung, wie zum Beispiel Tanzen, moderaten Sport oder (Lach)Yoga. Anzustreben ist eine Ordnungstherapie (nach Kneipp).
Versorgung mit Mineralien und natürlichen Vitaminen aus der Ernährung.

Nahrungsergänzung Obst- und Gemüse-Säfte aus Bioanbau:
Karotte, Mango, Sellerie, rote Bete, Trauben. Bei Mangelzuständen ist auch eine Vitamin- und Mineralienzufuhr aus natürlichen (Pflanzen-)Produkten zu empfehlen.

Angst durch nervliche Überreizung	
Johanniskrautsaft	Entspannt, stärkt; leicht antidepressive Wirkung
Baldriansaft	Fördert den Schlaf, verstärkt die Schlaftiefe
Melissensaft	Bei Reizüberflutung, nervösem Magen und Darm
Empfehlung: Johanniskraut- und Melissensaft morgens und mittags je 15 ml; Baldriansaft abends 20 ml in (abgekühlten) Schlaf- und Nerventee mischen und trinken; Anwendungsdauer ca. drei Wochen.	

Nervenstärkung (bei Erschöpfung)	
Hafersaft	Zur Rekonvaleszenz, Stärkung und Kräftigung dreimal täglich 10 ml trinken
Kaktusfeigensaft	Schnelle Energiezufuhr, hoher Gehalt an Kalzium und Magnesium, nährt und gleicht aus, dreimal täglich 15 ml trinken
Baldriansaft	Abends vor dem Schlafen 20 ml einnehmen
Empfehlung: Als Nervenkur über vier Wochen oder länger anwenden. Der Baldriansaft kann mit Schlaf- und Nerventees gemischt werden.	

Ideale Ergänzungen bilden	
Passionsblume (Passiflora incarnata)	Anspannungen, Ängste
Lavendel (Lavandula angustifolia)	
In Form von Tee, Tabletten oder Kapseln. Verdampfen ätherischer Öle (Aromalampe): Lavendel, Rose, Bergamotte, Kamille, Engelwurz u. a.	
Schüßler-Salze: Nr. 2, Nr. 5, Nr. 7, Nr. 11, Nr. 21	

2.2 Depressive Verstimmungen

Definition

Vorübergehende trübe Gedanken, Traurigkeit, Winterdepression, übermäßige Müdigkeit, Langeweile, Unzufriedenheit, Verlust von Lebensfreude oder unerklärbare Körperbeschwerden können auf eine depressive Stimmungslage hinweisen. Eine länger anhaltende depressive Stimmungslage sollte grundsätzlich ernst genommen und ärztlich abgeklärt werden.

Depressive Verstimmungen sind abzugrenzen von der „Depression", einer psychischen Grunderkrankung.

Mögliche Ursachen

Zum Beispiel Tod einer geliebten Person, allgemeine Erschöpfung, Nährstoffmangel, Schlafmangel, Lichtmangel, Winterdepression, Hormonschwankungen, Wechseljahre o.Ä.

Symptome

Stimmungsschwankungen, Interessenverlust, ständiges Kreisen von Gedanken, Konzentrationsstörungen, Schuldgefühle, Versagensängste, Schlaflosigkeit u.Ä. Auch körperliche Symptome wie Herzrasen, Verdauungsprobleme oder Kopfschmerzen können auf eine depressive Stimmungslage hinweisen.

Allgemeine Empfehlungen

Arzt: Hormonstatus, Nährstoffanalyse. Selbsthilfegruppen, Sport, Natur, Meditation, Entschlacken, Entsäuern, Leberwickel.

Ernährung

Eine ausreichende Nährstoffversorgung ist unerlässlich. Bio-Gemüse enthält wichtige Mineralien, Spurenelemente, Vitamine; Vollwertkost, grüne Smoothies.
Gemüsesäfte: Rote Bete, Vitamin-B-haltige Säfte. Auch milchsauer vergorenes Brotgetränk enthält wichtige B-Vitamine und Milchsäurebakterien.

Allgemeine Pflanzensaftempfehlungen	
Johanniskrautsaft	Johanniskraut ist die Hauptpflanze bei nervöser, depressiver Stimmungslage. Zur Nervenstärkung, wirkt beruhigend und stimmungsaufhellend bei längerer Einnahme
Hafersaft	Zur Rekonvaleszenz bei Erschöpfungszuständen; Allgemein zur Stärkung und Kräftigung
Kaktusfeigensaft	Bei Erschöpfung, für schnelle Energiezufuhr; Hoher Gehalt an Kalzium und Magnesium
Empfehlung: Als Kur über mindestens 6 Wochen auch in Kombination mit unten genannter Pflanzensaftkur zur Nervenstärkung. Nicht mehr als zwei bis drei Sorten gleichzeitig verwenden. Die Grundbeschwerden sind zu berücksichtigen	

Pflanzensaftkur zur Nervenstärkung	
Hafersaft	Dreimal täglich 10 ml
Kaktusfeigensaft	Dreimal täglich 15 ml
Melissensaft	Zweimal täglich 10 ml
Baldriansaft	Abends 15 ml in abkühlten Schlaf- und Nerventee mischen und langsam schluckweise trinken

Ideale Ergänzungen bilden	
Löwenzahnsaft	entschlackt, entsäuert, stärkt Leber, Galle und Milz
Acerolasaft	Zur Stärkung der Widerstandskraft, Vitamin-C-haltig
Wermutsaft	regt die Magensäfte an, entschlackt, wärmt (2–3x 5 ml)
Selleriesaft	Verdauungs- und nervenstärkend
Rosmarinsaft	macht wach, stärkt den Kreislauf
Dosierungen nach Packungsbeilage des Saftherstellers: 2 – 3 mal täglich vor dem Essen 5 – 15 ml Saft	
Schüßler-Salze: Nr. 2, Nr. 5, Nr. 7	

2.3 Schlafstörungen

Definition

Eine Abweichung vom „normalen" Schlaf wird als Schlafstörung (Insomnie) bezeichnet. Dazu gehören Einschlaf- und Durchschlafstörungen oder die seltene angeborene oder erworbene Schlaflosigkeit.

Mögliche Ursachen

Die häufigsten Schlafstörungen unserer Zeit sind oft eine Folge von Hektik, Stress und Nicht-Abschalten-Können, verursacht zum Beispiel durch Prüfungsangst, Sorgen, Ängste, Nervenüberreizungen durch Fernsehen, Nachrichtenflut, Lärm oder Ähnliches. Hinzu kommen eventuell Aufputschmittel, Alkohol, Zigaretten, Drogen, schwere Mahlzeiten, traumatische Erlebnisse u. a. Auch Blutdruckschwankungen, Herzerkrankungen, Schmerzen oder Nebenwirkungen durch Medikamenteneinnahme können ursächlich zugrunde liegen und sind stets medizinisch abzuklären.

Symptome

Ein- und Durchschlafstörungen, zu frühes morgendliches Erwachen.

Allgemeine Empfehlungen

Führen Sie einen geregelten Tagesablauf mit Abendritualen ein, Entspannungsübungen, Bewegung, Pflanzenmeditation. Vermeiden Sie Reizüberflutung. Sorgen und Dinge mit Abstand betrachten, sich eine „Insel" schaffen und öfter mal erholen, Sport o. Ä. kann helfen. Vitamin-B-reiche Ernährung, zum Beispiel Bananen, Mandeln, Haferflocken, Nüsse, Feigen, Rosinen, Holunderbeeren, Melasse, Grünkohl, Bierhefe, Reiskleie, Weizenkeime.

Einschlafstörungen	
Baldriansaft	Baldriansaft stärkt die Nerven, wirkt einschlaffördernd, kurmäßige Einnahme empfohlen 3–4 Wochen abends ½ Std. vor dem Schlafengehen 20 ml

Schlaftrunk für Erwachsene

- 20 ml Baldriansaft mit 3 Messbechern rote Betesaft (herb) oder
- 20 ml Baldriansaft mit 3 Messbechern roten Traubensaft (süß) mischen

Durchschlafstörungen	
Hafersaft	Bei nervöser Erschöpfung; stärkt und kräftigt durch seinen hohen Vitamin-, Eiweiß- und Mineralstoff-Gehalt; dreimal täglich 10 ml trinken
Melissensaft	Zur Entspannung auch im Magen- und Darmbereich dreimal täglich 10 ml trinken

Nervöse Unruhe (z. B. Alter/Wechseljahre)	
Weißdornsaft	Dreimal täglich 10 ml zur Herz- und Nervenstärkung

Ideale Ergänzungen bilden	
Passionsblume (Passiflora incarnata)	Anspannungen, Ängste
Lavendel (Lavandula angustifolia)	
Wegwarte (Cichorium intybus)	Galletreibend, beruhigend

In Form von Tee, Tabletten oder Kapseln

Verdampfen ätherischer Öle (Aromalampe): Lavendel, Rose, Bergamotte, Engelwurz

Schüßler-Salze: Die „Heiße 7" als Schlummertrunk

2.4 Konzentrationsschwäche, Hyperaktivität

Definition

Unter Hyperaktivität und Konzentrationsschwäche versteht man eine übersteigerte Aktivität mit einer Ruhe- und Rastlosigkeit sowie eine erhöhte Ablenkbarkeit und die Unfähigkeit, sich auf bestimmte Dinge, Tätigkeiten, Gespräche und anderes konzentrieren zu können.

Mögliche Ursachen

Angeborene Hypersensibilität, Überforderung der eigenen Kräfte, starke Übermüdung, Sauerstoffmangel, Dehydrierung, Nährstoffunterversorgung, unausgewogene Lebensweise, psychische Belastungen, Konflikte, Allergien, organische Hirnleistungsstörungen, genetische Defekte, Depressionen, Reizüberflutung, Hormonschwankungen, Hyperaktivität, Alterserkrankungen, Medikamente u. a.

Symptome

Psychisch: Hypersensibilität gegenüber Gerüchen, Lärm, Stimmungen, Menschen, leichte Ablenkbarkeit, verminderte Belastbarkeit, Empfindlichkeit, schnelle Erschöpfung, allgemeine Nervosität.
Physisch: Probleme des Magen- und Darmtraktes, Kopfschmerzen, Infektanfälligkeit, Hautprobleme u. a.

Allgemeine Empfehlungen

Schaffen Sie sich Strukturen, lernen Sie Selbstliebe/Selbstfürsorge; vitaminreiche Vollwertkost, Müsli mit Nüssen, Mandeln, Sonnenblumenkernen, Sesamsamen; B-Vitamine (z. B. auch in Haferflocken, Hefepasten, Bierhefe), Kartoffeln, frisches Gemüse, grünes Blattgemüse (Smoothies), Sauermilchprodukte; Obst, Bananen, Mangos, Birnen, Salat, Fisch (Omega-Fettsäuren). Vermeiden Sie Fertiggerichte.

Frischpflanzensäfte	
Baldriansaft	Zur Schlafförderung und zum „Abschalten"
Melissensaft	Entspannt, gegen Reizüberflutung
Hafersaft	Stärkt Körper und Nerven; Aufbaumittel
Kaktusfeigensaft	Schneller Energielieferant
Weißdornsaft	Kreislaufstärkend, beruhigt die Nerven stärkt die Verdauung und Nerven
Selleriesaft	Verdauungsfördernd, harntreibend, kreislaufanregend, stärkt die Verdauung und Nerven

Häufig resultiert eine Konzentrationsschwäche auch aus der Überforderung der eigenen Kräfte. Schlafmangel, nicht mehr abschalten können, immer abrufbereit sein oder alles gleichzeitig machen.

Empfehlung: Frischpflanzensäfte können bei akuten Beschwerden sowie als Kur über vier bis sechs Wochen eingesetzt werden.

Ideale Ergänzungen bilden

- Lebensumstellung, Ruhezonen schaffen, Ordnungsstrategien
- Ernährungsumstellung
- Ausreichend Schlaf (Baldrian)
- Hektik und Stress reduzieren (Melisse, tagsüber)
- Löwenzahnsaft bei Tagesmüdigkeit durch Übersäuerung

Hinweis: Bitterstoffe wie z. B. Löwenzahn- und Wermutsaft entsäuern. Bewegung in der Natur, ein kurzer Medienentzug und (Lach)Yoga bauen Stress ab.

Schüßler-Salze: Nr. 2, Nr. 5, Nr. 7, Nr. 11, Nr. 21

Kur zur Stärkung der Nerven

Dreimal täglich 10 ml **Hafersaft**:

- Bereits seit alters her Aufbau- und Kräftigungsmittel
- Wichtiger Lieferant von B-Vitaminen
- Enthält viele Mineralstoffe und Spurenelemente (insbesondere Kalzium, Eisen, Zink, Mangan)

Zwei- bis dreimal täglich 15 ml **Kaktusfeigensaft**:

- Positiver Einfluss auf Zellstoffwechsel
- Optimiert die Aufnahme lebensnotwendiger Stoffe in die einzelne Körperzelle
- Sorgt für hohes Zellenergiepotential

Zweimal täglich 10 ml **Johanniskrautsaft**[1]:

- Natürliches Nervenaufbaumittel
- Gut bei nervösen Erschöpfungszuständen und nicht organisch bedingten Nervenschmerzen
- Stimmungsaufhellender Effekt erst nach ca. drei- bis sechswöchiger Anwendungsdauer

Abends 15 ml **Baldriansaft** vor dem Einschlafen trinken:

- nervenstärkend
- Sorgt für erholsameren Schlaf

Die Säfte können pur oder gemischt in Gemüse-Säften je nach Geschmack eingenommen werden.

Pflanzensaftempfehlungen für den guten Schlaf

Abends 20 ml Baldriansaft in abgekühltem Nerventee (Melisse, Lavendel, Passionsblume, Kamille) genießen.

- Nervenstärkende Wirkung
- Steigert die Leistungsfähigkeit
- Sorgt für erholsameren Schlaf

Zweimal täglich 10 ml Melissensaft trinken.

Hinweis: Baldrian ist kein Sofortmittel zum Einschlafen. Die Wirkung baut sich langsam auf. Die Anwendungsdauer sollte über einen längeren Zeitraum von mindestens 4 – 6 Wochen erfolgen.

Beruhigungs- und Entspannungscocktail

Baldrian- und Melissensaft zu gleichen Teilen von jeweils 10 ml in 100 ml roten Trauben- oder Rote-Beete-Saft mischen und vor dem Schlafengehen trinken.

1 Wechselwirkungen mit Medikamenten sind zu beachten!

3. Das Atemsystem

Pflanzensaftempfehlungen für die Atemwege

Acerolasaft

Andornsaft

Echinaceasaft

Fenchelsaft

Holundersaft

Huflattichsaft

Ingwersaft

Salbeisaft

Schwarzrettichsaft

Spitzwegerichsaft

Thymiansaft

Zinnkrautsaft

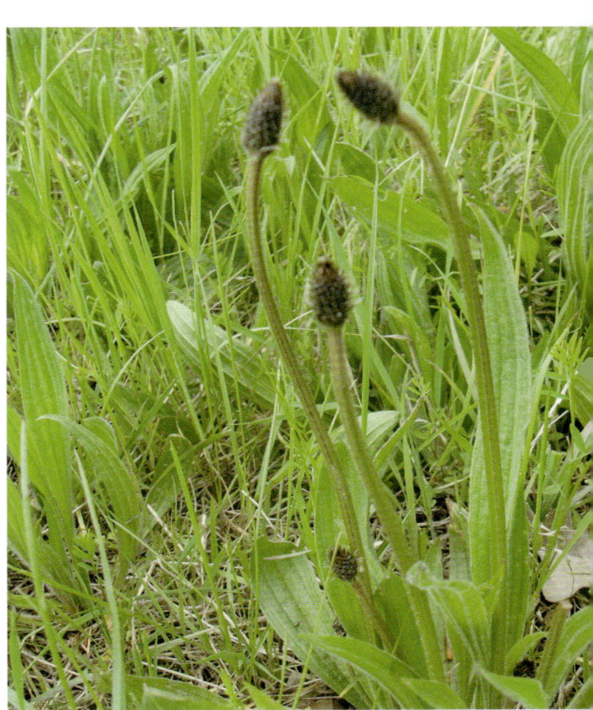

Ohne Sauerstoff kein Leben

Um für die Energiegewinnung aus Zucker und Fetten Energie für die Körperzellen herzustellen, wird Sauerstoff für alle chemischen Verbrennungsvorgänge gebraucht. Jede Zelle des Körpers ist auf Sauerstoff angewiesen. Der Mensch atmet täglich etwa 19.000 Liter Sauerstoff über die Nase ein. Die eingeatmete Luft erreicht über die Luftröhre Bronchien, Bronchiolen und Lungen. In den Lungenbläschen findet der Gasaustausch statt. Der Sauerstoff wird über ein feines Netz aus Blutgefäßen aufgenommen. Die Abfallprodukte Kohlendioxyd und Wasser werden in die Lungen zum Ausatmen abgegeben.

Die Atemwege

Die Atmung erfolgt über die Atemorgane Nase, Mund, Rachen, Kehlkopf, Luftröhre, Lungen und Atemmuskeln.

Über die Nase, die auch gleichzeitig Riechorgan ist, wird die eingeatmete Luft erwärmt, angefeuchtet, gereinigt und gefiltert. Fremdkörper wie Staubpartikel werden zum Beispiel durch Schnupfen oder Niesen abgewehrt, um die Bronchien und Lungen zu schützen. Antikörper, die in der Schleimhaut sitzen, schützen vor Infekten, Erkältungsviren und Bakterien. Durch einen Niesreiz oder Schleimbildung versucht der Körper, Fremdstoffe loszuwerden. Entzündungen der Atemwege äußern sich in Erkältungen (grippalen Infekten) oder Grippe mit oder ohne Fieber. Sie können leicht, aber auch mit schwerem Krankheitsgefühl verlaufen und sollten immer ernst genommen werden.

Atmen heißt leben
Leben heißt atmen

3.1 Erkältung/Entzündung

Entzündungen der Hals-, Rachen-, Nasenschleimhäute, der Nebenhöhlen oder Bronchien.

Mögliche Ursachen

Unterkühlung, Ansteckung durch Keime wie Viren oder Bakterien, Immunschwäche, Überanstrengungen u. ä.

Symptome

Beginn: allgemeines Unwohlsein, Frieren, Gliederschmerzen, Heiserkeit, Kopfschmerzen, Husten.

Allgemeine Empfehlungen

Bei Frösteln und Fieberbeginn tut Bettruhe und Wärme gut. Heiße Getränke, Holundersaft oder Erkältungstees heizen von innen. Bewährt haben sich Kraftbrühen wie zum Beispiel eine Hühnersuppe.

Wichtig: Keine Sauna, keine Anstrengungen.
Spaziergänge an der frischen Luft erst nach Fieberende. Frischkost, Grüne Smoothies und Gemüsesäfte können dem Körper helfen, wieder fit zu werden.

Prophylaxe/Beginn einer Erkältung	
Sonnenhutsaft (Echanicea)	Vorbeugend bei häufigen Infekten, als Kur vier Wochen lang, vorbeugend in der erkältungsfreien Zeit anwenden
Acerolasaft	Vitamin-C-Lieferant, vorbeugend und bei den ersten Anzeichen einer Erkältung wie akutem Unwohlsein, Halskratzen
Sanddornsaft	Vitamin-C-Lieferant, vorbeugend einnehmen
Salbeisaft/Salbeitee	Bei Halzkratzen, Halsschmerzen 10 ml Salbeisaft mit heißem Wasser trinken und mit Tee gurgeln
Inhalieren: Kopfdampfbad mit Salbeitee, Thymian oder Meersalz (auf 0,5 l Wasser kommt ½ Teel. Salz)	

Ideale Ergänzungen bilden Heilpflanzentees	
Cistus (Cistus incanus)	Antivirale und antibakterielle Wirkung Antientzündliche Wirkung
Thymian (Thymus vulgaris)	
Kamille (Matricaria recutita)	
Holunder (Sambucus nigra)	Wirkt schweißtreibend und wärmt von innen
Lindenblüten (Tilia cordata / Tilia platyphyllos)	
Cistustabletten bei Beginn einer Erkältung lutschen	
Schüßler-Salze: Nr. 3, Nr. 7, Nr. 8	

Bei Husten	
Thymiansaft	Antivirale und antibakterielle Wirkung. Festsitzender Schleim, fehlender Auswurf, krampfartiger Husten
Spitzwegerichsaft	Pflanzliches Antibiotikum, entzündungshemmend, trockener krampfartiger Reizhusten, festsitzender Schleim, fehlender Auswurf
Huflattichsaft	Hustenblocker bei trockenem Reizhusten
Andornsaft	Schleimlöser bei zähem festsitzenden Schleim
Salbeisaft	Antibakteriell, entzündungshemmend, reizmildernd; Heiserkeit, schleimlösend
Schwarzrettichsaft	schleimlösend, antbakteriell

Ideale Ergänzungen bilden
Hustenlutschtabletten mit Salbei, Anis, Isländisch Moos, Honig, Cistus oder Eukalyptus helfen, den Hals feucht zu halten und den Hustenreiz zu mildern.
Hustensirup oder Kräutertabletten mit Latschenkiefer, Bartflechte, Eukalyptus, Fenchel, Anis, Efeu können helfen, den Husten zu lösen und besser durchzuatmen.
Empfehlung: ¼ l Linden- oder Holunderblüten-Tee nach Anweisung zubereiten, auf Trinktemperatur abkühlen lassen; 1 EL Thymiansaft und Spitzwegerichsaft zugeben und trinken. Thymiantee als (Kopf-)Dampfbad.

Bei Heiserkeit	
Thymiansaft	Schleimverflüssiger; antivirale und antibakterielle Wirkung
Fenchelsaft	Schleimverflüssiger; antivirale und antibakterielle Wirkung
Spitzwegerichsaft	Pflanzliches Antibiotikum (Bakterien und Viren)
Andornsaft	Schleimlöser; festsitzender Schleim
Salbeisaft (verdünnt – zum Gurgeln)	Pflanzliches Antibiotikum (Bakterien und Viren) Trockener Reizhusten, Heiserkeit

Bei Schnupfen	
Acerolasaft	Stärkung der Widerstandskraft, hohe Vitamin-C-Zufuhr
Holundersaft	Schweißtreibend; Vitamin-C-Zufuhr
Ingwersaft	Stärkung der Abwehrkräfte; durchwärmend

Empfehlung insbesondere bei Schnupfen

- 2x täglich 15 ml Acerolasaft mit 100 ml Gemüsesaft gemischt vor dem Essen langsam trinken oder
- 3x täglich Ingwersaft (5 ml) langsam trinken

Ideale Ergänzungen bilden	
Lindenblütentee (Tilia cordata aut T. platyphyllos)	schweißtreibend
Holunderblütentee (Sambucus nigra)	
Kamillentee (Matricaria recutita)	Schutzschicht, bei Reizhusten
Eibischwurzelsirup (Althaea officinalis)	
Auch in Form von Lutschtabletten oder Kräuterbonbons (z. B. Salbei, Thymian, Anis) oder Honig (z. B. Fenchelhonig)	
Die Dämpfe von Thymiantee mindestens 10 Minuten inhalieren	
Schüßler-Salze: Nr. 3, Nr. 4, Nr. 6, Nr. 8, Nr. 11, Nr. 12	

3.2 Allergien (Heuschnupfen)

Definition

Von einer Allergie spricht man, wenn das Immunsystem des Körpers „überschießend" auf körperfremde, eigentlich harmlose Stoffe reagiert. Es gibt verschiedene angeborene oder erworbene Formen der Allergie, zum Beispiel die Pollenallergie (Heuschnupfen), allergische Rhinitis (Hausstaub, Schimmel), Nahrungsmittelallergie u. a.

Mögliche Ursachen

Angeboren, erworben (z. B. allgemeine Schwächung des Immunsystems), chronische Erkrankungen, andere Faktoren.

Symptome

Auftreten von Entzündungen an verschiedenen Organsystemen. Typisch: Heuschnupfen, starker Niesreiz, laufende Nase, entzündete Augen, asthmatischer Husten; auch Haut (Rötung, Quaddeln) und Verdauungstrakt (Durchfall) können betroffen sein.

Allgemeine Empfehlungen

- Allergie auslösende Faktoren wenn möglich meiden
- Saisonale biologische Lebensmittel
- Gemüse-Säfte
- grüne Smoothies
- milchsaure Getränke, z. B. Brotgetränk
- Schwarzkümmelöl
- Kneippsche Güsse, z. B. Gesichtsguss

Pflanzensaftempfehlungen	
Brennnesselsaft	Entsäuernd, entwässernd, antientzündlich
Hafersaft	Stärkt die Nerven, bei Erschöpfung
Löwenzahnsaft, Schwarzrettichsaft	Entsäuernd, zur Anregung des Leber-Galle-Systems, vitaminreich, stark basisch, entzündungshemmend

Pflanzensaftempfehlungen	
Zinnkrautsaft	Reich an Kieselsäure, gewebefestigend; anti-entzündlich, entsäuernd, entwässernd
Kartoffelsaft, Selleriesaft	Entschlackend, entsäuernd, basenbildend, verdauungsstärkend, nervenstärkend
Ingwersaft	Unterstützt die Verdauungssäfte des Magens

Ideale Ergänzungen bilden	
Acerolasaft	Stärkung der Widerstandskraft, Vitamin-C-reich
Echinaceasaft	Stärkung der Abwehrkräfte
Holundersaft	Schweißtreibend; Vitaminreich
Granatapfelsaft	Reich an Antioxidantien
Lindenblütentee (Tilia cordata aut T. platyphyllos)	Schweißtreibend
Holunderblütentee (Sambucus nigra)	
Schüßler-Salze: Nr. 2 (Basismittel), Nr. 8 (Fließschnupfen, wässrig, brennend), Nr. 7 (ausgleichend, beruhigend)	

Vorbeugende Allergie – Kur	
1. Woche: 2x 10 ml	Brennnesselsaft
2. Woche: 2x 10 ml	Löwenzahnsaft
3. Woche: 2x 20 ml 3x 10 ml	Kartoffelsaft oder Schwarzrettichsaft
4. Woche: 2x 10 ml 2x 15 ml	Zinnkrautsaft oder Brennnesselsaft
Empfehlung: Kurbeginn im Januar vor Beginn der Pollenflugsaison	

4. Herz/Kreislauf und Gefäße

Pflanzensaftempfehlungen für Herz und Kreislauf

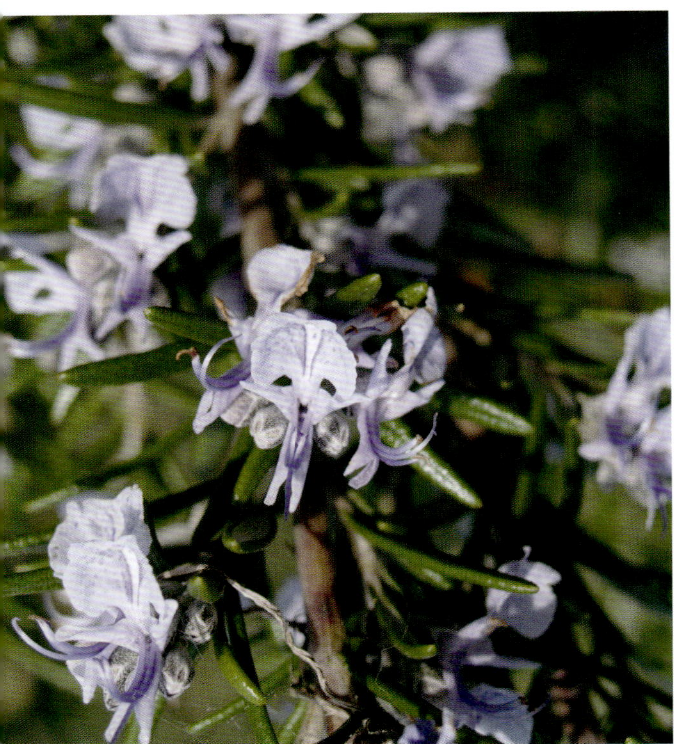

Baldriansaft

Bärlauchsaft

Birkensaft

Brennnesselsaft

Granatapfelsaft

Ingwersaft

Kaktusfeigensaft

Knoblauchsaft

Mistelsaft

Rosmarinsaft

Weißdornsaft

Zwiebelsaft

Herz und Kreislauf bilden eine Einheit.

Das Herz ist ein Muskel, der circa 300–400 Gramm wiegt und etwa in der Mitte des Brustraums liegt. Tag und Nacht arbeitet dieser starke „Motor" und pumpt das Blut mit 60–80-mal pro Minute gleichmäßig im Rhythmus durch den Körper. Bei Aufregung, Angst oder Stress schlägt es schneller und der Puls erhöht sich.

Kreislauf, Blutgefäße

Der Transport des Blutes erfolgt über ein geschlossenes Kreislaufsystem aus Blutgefäßen. Über die Arterien wird der Körper mit sauerstoff- und nährstoffreichem Blut versorgt. Die Entsorgung von Abfallstoffen übernehmen die Venen. Das sauerstoffarme Blut wird im Venenkreislauf zum rechten Herzen und von dort zur Lunge weitertransportiert. Hier wird es mit Sauerstoff gesättigt und gelangt über das linke Herz wieder in den Körperkreislauf.

Dauerstress, Überforderung der eigenen Kräfte, Mangel an Bewegung, Überernährung, Alkohol, Zigaretten, auch Mangel an Freude strapazieren Herz und Kreislauf. Folgen und Alarmzeichen können Bluthochdruck, Arteriosklerose, Schlafstörungen und Leistungsabfall sein.

Herz und Kreislauf im Rhythmus

Für ein starkes Herz sorgt eine ausgewogene Lebensweise im natürlichen Rhythmus von Anspannung und Entspannung. Bewegung entlastet Herz und Kreislauf. Körperliche Aktivität baut Stress ab und unterstützt alle Stoffwechselvorgänge des Körpers.

4.1 Herz-Kreislauf-Erkrankungen

Definition

Alle das Herz-Kreislauf-System betreffenden Störungen sowie Durchblutungsstörungen.

Mögliche Ursachen

Herzschwäche, Herzverfettung, Bewegungsmangel, Leistungssport, arterielle Verengung/Erweiterung, Wasseransammlung durch Leber- oder Nierenerkrankungen, Lungenprobleme, Stoffwechsel-Erkrankungen (Diabetes mellitus, Schilddrüsenerkrankungen), neurologische Erkrankungen, Stress, Ängste, Nervosität, Übergewicht, Alkohol, Zigaretten, Wechseljahresprobleme u. a.

Symptome

Hoher oder niedriger Blutdruck, Herz-Rhythmusstörungen, Herzunruhe, Herzschmerzen/-stechen, Herzrasen, Herzinfarkt, Blutdruckschwankungen, Krampfadern, Durchblutungsstörungen, kalte Hände und Füße, Schlafstörungen, Arteriosklerose, Atembeschwerden, Stauungen im Venenbereich, Schwindel, Kopfschmerzen, Verdauungsbeschwerden, Erbrechen, Übelkeit, Mattigkeit u. a.

Tipp: Rosmarinsaft mit Hafersaft stärkt den Kreislauf und die Nerven.

Pflanzensaftempfehlungen

Die Pflanzensäfte sollten über einen längeren Zeitraum als Kur eingenommen werden. Besonders der Weißdorn- und Mistelsaft haben sich in der Langzeittherapie bei leichten Blutdruckschwankungen bewährt.

4.2 Pflanzensaftempfehlungen für Herz und Kreislauf (Blutdruck)

Bei hypotonem (niedrigem) Blutdruck	
Rosmarinsaft[2]	Belebt Herz und Kreislauf, nervenstärkend
Weißdornsaft	fördert die Durchblutung des Herzens
Schafgarbensaft	entspannt, entkrampft, durchblutungsfördernd
Hafersaft	Nervenstärkend, gute Kombination mit Rosmarinsaft

Hypertonie (hoher Blutdruck)	
Mistelsaft	Regulierend bei leicht erhöhtem Blutdruck (Hypertonie); Prophylaktisch bei Schwindel, Kopfdruck, Arteriosklerose
Weißdornsaft	Traditionell angewendet zur Stärkung der Schlagkraft und der Durchblutung des Herzens (auch Altersherz), Blutdruckregulation (hoher oder niedriger Blutdruck); Herzklopfen, Kreislaufschwäche, Wechseljahre
Knoblauchsaft	Blutdrucksenkend, gefäßstärkend, darmaktiv
Tipp: Weißdornsaft	
Bewährt als Soforthilfe bei Kreislaufproblemen und Erschöpfung durch Sommerhitze oder Stress	

2 kontrainduziert bei Hypertonie (hohem Blutdruck)

4.3 Kreislaufregulationsstörungen

Bei Wetterfühligkeit	
Weißdornsaft	Zwei- bis dreimal täglich jeweils 15 ml
Melissensaft	Bei nervöser Unruhe morgens und mittags
Rosmarinsaft[3]	Bei Schwindel, Müdigkeit: morgens und mittags Bei Einschlafstörungen: nachmittags oder abends
Baldriansaft	Bei Einschlafstörungen: nachmittags oder abends
Mistelsaft	in Kombination mit Weißdornsaft
Sechs-Wochen-Kur	
2x täglich 15 ml Weißdornsaft einnehmen. Kann mit Mistelsaft ergänzt werden.	
Tipp: Altersherz	
Zweimal im Jahr eine 12-Wochen-Kur mit Weißdornsaft	

Stärkung der Venen	
Ingwersaft	Stärkt die Durchblutung
Birkensaft	Entsäuert, entwässert
Brennnesselsaft	Blutreinigend, entwässernd
Ackerschachtelhalmsaft	Stärkt das Bindegewebe, entwässernd
Schüßler-Salze: Nr. 1, Nr. 11, Nr. 3 oder Nr. 8	

3 kontrainduziert bei Hypertonie (hohem Blutdruck)

4.4 Alterserkrankungen

Arteriosklerose	
Zwiebelsaft	Bei Gefäßveränderungen; darmaktiv; lipidsenkend, gefäßstärkend, blutdrucksenkend, Bakterien hemmend, appetitanregend
Knoblauchsaft	Normalisiert die Darmflora, lipidsenkend, antibakteriell, durchblutungsfördernd
Bärlauchsaft	Ähnliche Wirkung wie Knoblauch aber ohne dessen Geruchsbelästigung
Mistelsaft	Wirkt auf Herz- und Kreislauf

4 Wochen Frühlingskur

- 1. Woche: Bärlauchsaft 3x täglich 10 ml
- 2. Woche: Löwenzahnsaft 3x täglich 10 ml
- 3. Woche: Brennnesselsaft 2x täglich 15 ml – nicht abends – harntreibend
- 4. Woche: Bärlauchsaft 3x täglich 10 ml

Ideale Ergänzungen bilden	
Baldriansaft	Bei Schlafstörungen
Kaktusfeigensaft	Zur Nervenstärkung
Granatapfelsaft	Reich an Antioxidantien

5. Die Verdauung

Pflanzensaftempfehlungen für die Verdauung

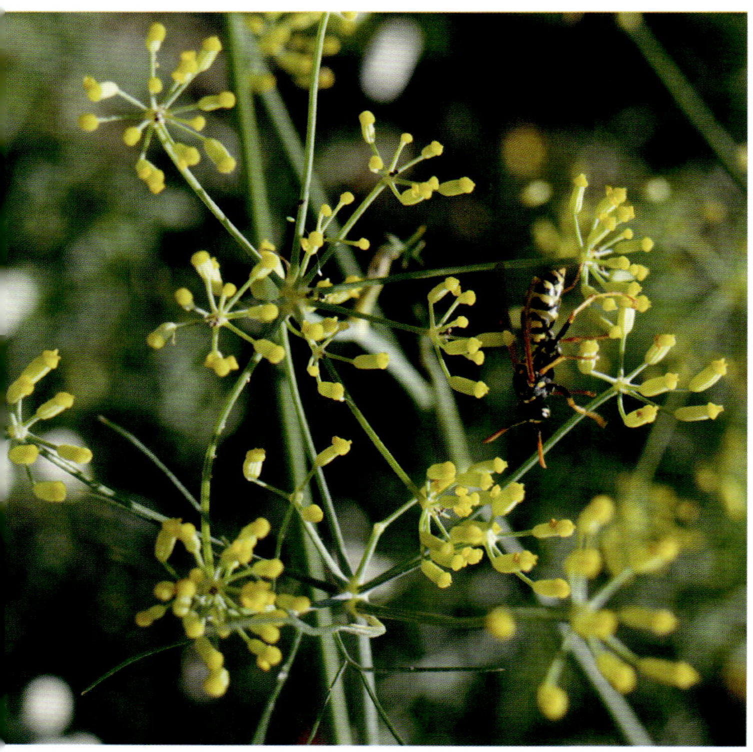

Andornsaft
Artischockensaft
Bärlauchsaft
Fenchelsaft
Hafersaft
Ingwersaft
Kaktusfeigensaft
Kartoffelsaft
Löwenzahnsaft
Manna-Feigen-Sirup
Melissensaft
Sauerkrautsaft
Schafgarbensaft
Schwarzrettichsaft
Selleriesaft
Wermutsaft

Der Weg der Nahrung kurz erläutert

Die Verdauung beginnt in der Mundhöhle. Hier wird die Nahrung mit unseren Zähnen zerkleinert. Speicheldrüsen sorgen mit ihren Enzymen dafür, dass der Speisebrei vorverdaut wird. Über die Speiseröhre geht es weiter zum Magen, der mit seinen Verdauungssäften mit der Zerlegung und Hauptverdauung von Eiweiß beginnt. Für die Fettaufspaltung sorgt die Gallensäure aus der Gallenblase, die in der Leber gebildet wird. Die Bauchspeicheldrüse liefert wichtige Verdauungsenzyme, die zur Aufspaltung, Zerlegung und Aufnahme der Nahrung wie Kohlenhydrate, Eiweiße, Fette und anderes wichtig sind. Die vorbereiteten „Säfte" gelangen über den Zwölffingerdarm in den Dünndarm. Hier werden die vorbereiteten Bestandteile aus dem Nahrungsbrei über die Dünndarmwände (Darmzotten) aufgenommen und können dann über das Blut zur Weiterverarbeitung in die Leber transportiert werden. Stoffwechsel-Abbauprodukte und unbrauchbare

Stoffe werden über den Dickdarm zur Ausscheidung weitergeleitet und gelangen dann über den Stuhl nach außen. Der gesamte Verdauungstrakt ist mit Schleimhäuten, Verdauungsdrüsen, Nerven und glatter Muskulatur ausgekleidet.

Gut gekaut ist halb verdaut. Ungenügendes Kauen sowie Hektik, Dauerstress, Ärger und hastiges „Nebenbei-Essen" können die sensible Verdauungsarbeit stören.

Erste Alarmzeichen von Verdauungsstörungen zeigen sich oft schleichend durch Magendruck, Sodbrennen, Unverträglichkeit von Speisen, Schleimhautentzündungen, Magenschmerzen, Verstopfung oder Durchfall.

Der Magen ist der Vater des Wohlbehagens

5.1 Appetitstörungen

Definition

Gestörtes Hunger-/Appetitgefühl; kein oder nur wenig Hungergefühl, Essensekel oder Heißhungerattacken.

Mögliche Ursachen

Zu hastiges Essen, Lebensmittelunverträglichkeit, Salzsäuremangel im Magen, Infekt, Kopfschmerzen, Klimaveränderung, Überanstrengung, Zeitmangel, seelische Belastungen, organische Ursachen, viszerales Fett, Stammfettsucht, hormonelle Störungen und anderes.

Symptome

Ekel beim Anblick oder Ablehnung von Speisen, kein Sättigungsgefühl, Völlegefühl; Heißhunger auf Süßes, Herzhaftes usw. Appetitstörungen oder Essstörungen sind in der heutigen Zeit häufig, wie z. B. Magersucht und Fettsucht.

Allgemeine Empfehlungen

Wie das Sprichwort sagt: „Gut gekaut ist halb verdaut". Nehmen Sie also die Mahlzeiten langsam und in Ruhe ohne Ablenkung zu sich. Warme Bauchauflagen fördern die Durchblutung.

Ernährung

Frische aromatische Gewürze wie Rosmarin, Thymian, Fenchel und Anis regen die Geschmacksnerven und damit den Appetit an. Grüne Smoothies als Zwischenmahlzeit machen satt und entschlacken.

Bei fehlendem/mangelndem Appetit	
Wermutsaft	Bei Appetitlosigkeit, Anregung der Magensaftbildung, 2x täglich je 5 ml
Ingwersaft	Bei Übelkeit 5 – 10 ml nach dem Essen
Löwenzahnsaft	Bei Völlegefühl 2 – 3x täglich je 5 – 10 ml
Andornsaft	Anregung der Magensaftbildung
2–4-Wochen-Kur für einen „schwachen", „kalten" Magen	
Wermut oder Löwenzahnsaft ¼ – ½ Std. vor dem Essen mit etwas Wasser trinken	

Bei nervösem Magen/Energiemangel	
Melissensaft	3x täglich 15 ml vor dem Essen
Kaktusfeigensaft	
Bei ständigem Hungergefühl	
Hafersaft	Bei nervlicher Erschöpfung
Kartoffelsaft	Bei Sodbrennen; (Magen-)Übersäuerung
Fenchelsaft	Beruhigend; blähungswidrig

Ideale Ergänzungen bilden	
Manna-Feigen-Sirup	Vorbeugend gegen Darmträgheit
Schwarzrettichsaft	Unterstützt die Verdauung
Artischockensaft	Fettverdauungsfördernd, lipidsenkend

5.2 Magenschleimhautentzündung (Gastritis)

Definition

Eine Gastritis ist eine Entzündung der Magenschleimhaut. Sie kann akut oder schleichend (chronisch) auftreten.

Mögliche Ursachen

Zu heißes, zu hastiges oder zu kaltes Essen; Unverträglichkeiten von Lebensmitteln, Infektionen, Heliobacter pylori, seelische Belastungen, Aufregung, Stress, organische Erkrankungen u. a.
Der Magen wird auch „der Vater des Wohlbehagens" genannt, er liebt Ruhe und Behaglichkeit. Man erkannte schon im Altertum den Zusammenhang von seelischen Problemen und Magenbeschwerden. Redensarten im Volksmund machen dies deutlich: „Mir ist was auf den Magen geschlagen" oder „es schnürt mir den Magen zu", „mir wird übel" u. a.

Symptome

Reizmagen, Übelkeit, Erbrechen, Magendruck, Sodbrennen, Heißhungerattacken, Schmerzen

Allgemeine Empfehlungen

Bei Schmerzen kann das Auflegen einer Wärmflasche helfen.
Verzicht auf Kaltes, Heißes, Alkohol, scharfe Gewürze, schwer verdauliche Speisen, unreifes Obst sowie sehr süße oder saure Speisen. Bei Schmerzen: Hafer- oder Reisschleim, Heilerde, Karottensuppe, leichte gekochte Kost, Hühnersuppe, Fisch und Ähnliches. Später: Langsam zu einer leichten Vollwertkost wechseln.

Saftempfehlungen

Bei Magenschmerzen	
Kartoffelsaft	Brennende Magenschmerzen
Schafgarbensaft	Bei leichten krampfartigen Beschwerden, Blähungen und Appetitlosigkeit

Bei Sodbrennen	
Kartoffelsaft	Bindet die Magensäure
Fenchelsaft	Entspannt
Melissensaft	Entspannt die Magennerven

Bei Magendruck nach dem Essen	
Schafgarbensaft	Entkrampfend, anregend (s.o.)
Löwenzahnsaft[4]	Regt die Gallensaftproduktion an
Artischockensaft	Nach Fettgenuss
Schwarzrettichsaft	
Ingwersaft	Anregung des Magensaftes; steigert Tonus und Peristaltik

Bei Übelkeit	
Ingwersaft	Wirkt verdauungsfördernd
Löwenzahnsaft[4]	Regt die Gallensaftproduktion an

Ideale Ergänzungen bilden	
Kamillentee (Matricaria recutita)	Entkrampfend, beruhigend
Magentee	z. B. mit Anis, bitterem Fenchel, bitterer Orange, Meisterwurz, Koriander
Prophylaxe: Weißkohlsaft schützt die Magenschleimhaut und kann als Kur über eine Dauer von ein bis zwei Wochen angewendet werden;Tomatensaft regt die Bauchspeicheldrüse an.	

4 Bei Gallensteinleiden nur nach Rücksprache mit dem Arzt anzuwenden

5.3 Aufstoßen

Definition

„Aufstoßen“ während oder nach der Nahrungsaufnahme ist normal. Die in den Magen gelangte Luft entweicht nach „außen“. Beim Säugling spricht man vom sogenannten „Bäuerchen“ nach dem Essen. Allerdings kann ein zu häufiges Aufstoßen verbunden mit einem Druckgefühl und/oder Schmerzen auf organische Erkrankungen hinweisen und sollte ärztlich abgeklärt werden.

Mögliche Ursachen

Aufstoßen ist ein natürlicher Vorgang. Der Körper versucht damit Luft aus dem Oberbauch über die Speiseröhre nach außen loszuwerden. Häufiges Aufstoßen mit anderen Begleitsymptomen kann auf eine Verdauungsstörung oder andere Erkrankung hinweisen, wie z. B. Magen- oder Darmerkrankungen, Gastritis, Leber- und Gallenbeschwerden, Gallensteine oder Ähnliches.

Symptome

Druckgefühl im Oberbauch, häufiges Aufstoßen nach bestimmten Mahlzeiten oder nüchtern z. B. morgens. Unangenehmes Brennen in der Speiseröhre, Schmerzen u. a.

Allgemeine Empfehlungen

Eine feuchtwarme Bauchauflage/Wärmflasche entspannt. Kalte Wickel regen die Verdauung an.
Auch enzymreiche Früchte, zum Beispiel Ananas, Papaya, Mango oder Kiwi, können die Verdauung in Schwung bringen.
Bitterstoffe zum Beispiel als Aperitif eine halbe Stunde vor dem Essen einnehmen.
Speisen gut kauen und einspeicheln.

Bei Völlegefühl nach dem Essen	
Artischockensaft[5]	15 ml nach Fettgenuss
Löwenzahnsaft[6]	5 ml ½ Stunde vor dem Essen zur Anregung der Verdauung durch Bitterstoffe
Wermutsaft	

Bei saurem Aufstoßen nach dem Essen	
Kartoffelsaft	20–40 ml direkt bei Säureschmerzen
Fenchelsaft	2x täglich 10–15 ml; blähungswidrig

Bei Magendruck/Schmerz durch Luft (kann nicht entweichen)	
Schafgarbensaft	10 ml; Entspannend und anregend
Fenchelsaft	10–15 ml; Blähungswidrig, krampflösend
Ingwersaft	5–10 ml; darmanregend
Die Einnahme der Säfte erfolgt bei Bedarf.	

Ideale Ergänzungen bilden	
Schwarzrettichsaft	Fördert den Gallenfluss
Mariendisteltee (Silybum marianum)	leberregenerierend
Kamillentee (Matricaria recutita)	Bei saurem Aufstoßen
Fenchel in Form von Kautabletten (Hildegard von Bingen)	
Schüßler-Salze: Nr. 3, Nr. 4, Nr. 7, Nr. 8, Nr. 9, Nr. 10	

5 Artischockensaft als Kur im Wechsel mit Löwenzahnsaft bei erhöhten Cholesterinwerten

6 Löwenzahnsaft schmeckt gut mit Tomaten-, oder Karottensaft

5.4 Refluxkrankheit

Definition

Reflux (lat. refluere, zurückfließen). Wenn beim Aufstoßen die saure Magenflüssigkeit in die Speiseröhre gelangt, entsteht ein „Brennen", das sogenannte Sodbrennen. Ein gehäuftes Sodbrennen (chronisch) kann die Speiseröhre schädigen und zu einer Refluxösophagitis oder anderen Refluxerkrankungen führen.

Mögliche Ursachen

Durch die Erschlaffung des unteren Speiseröhren-Schließmuskels wird der Magen zur Speiseröhre hin nicht mehr richtig abgedichtet.

Symptome

Sodbrennen, Dysphagie (brennender Schmerz in der Speiseröhre), Oberbauchschmerzen, Druckgefühl im Oberbauch nach dem Essen, Rückenschmerzen (reflektorisch), Schmerzen hinter dem Brustbein (reflektorisch, schlechter im Liegen).

Allgemeine Empfehlungen

Eine Refluxkrankheit muss ärztlich behandelt werden. Bei chronischer Verlaufsform besteht die Gefahr von Komplikationen wie Ösophagitis, Speiseröhrentumor und/oder Anämie durch chronische Blutung der entzündeten/geschädigten Schleimhäute. Durch Bewegung lässt sich Stress abbauen. Erleichterung bringt auch, den Körper im Schlaf hoch zu lagern.
Kleine, verteilte Mahlzeiten entlasten die Verdauung.

Sodbrennen	
Kartoffelsaft	Bindet Magensäure, neutralisiert Säure
Fenchelsaft	Entspannt, blähungswidrig
Schafgarbensaft	entkrampfend
Kamillentee (Matricaria recutita)	Entzündungshemmend, bindet Magensäure
Fencheltee (Foeniculum vulgare)	Spasmolytisch
Lavendelblüten (Lavandula angustifolia)	Karminativ, entspannend, choleretisch

Ideale Ergänzungen bilden	
Kamillentee (Matricaria recutita)	Entzündungshemmend, bindet Magensäure
Fencheltee (Foeniculum vulgare)	Spasmolytisch
Lavendelblüten (Lavandula angustifolia)	Karminativ, entspannend, choleretisch
Schüßler-Salze: Nr. 7 Magnesium phosphoricum als „Heiße 7" entspannt	
Ein Hinweis zur Vorsicht	
Im Entzündungsstadium sind Bitterstoffe kontraindiziert	

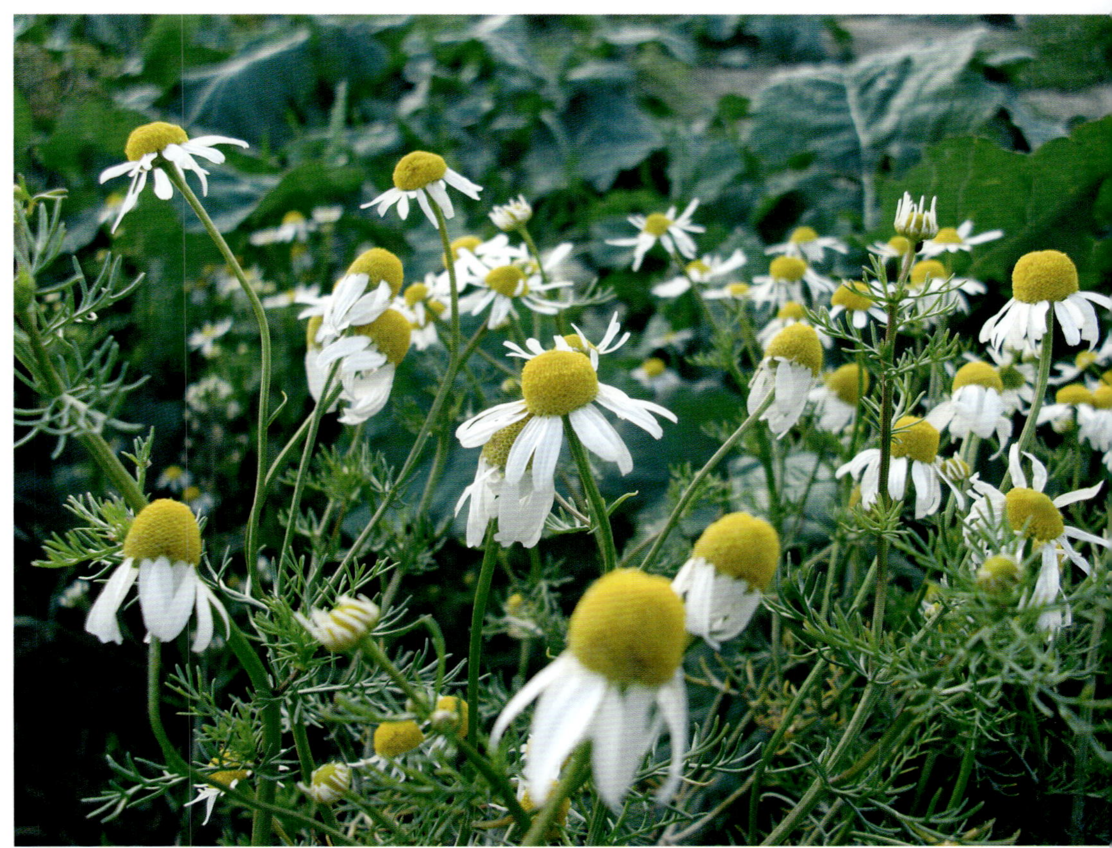

5.5 Leber/Galle/Bauchspeicheldrüse

5.5.1 Verdauungsschwäche (Dyspepsie)

Definition

Leber-, Gallen- und Bauchspeicheldrüsenerkrankungen bzw. Schwächen verlaufen oft schleichend, sind uncharakteristisch und zeigen sich durch chronische Verdauungsschwäche und/oder Oberbauchbeschwerden. Eine Leberschwäche entwickelt sich schleichend eventuell über Jahre hin. Die Anfangssymptome sind eher allgemein.

Mögliche Ursachen

Diätfehler, chronische Verdauungskrankheiten, chronische Darmentzündungen, Vergiftungen/Intoxikationen (Alkohol, Umweltgifte, Medikamente, Infektionen), Adipositas, Fettsucht, Gallensteine, Bewegungsmangel, Stress sowie seelische Belastungen.

Symptome

Leber/Galle: Fettunverträglichkeit, Appetitlosigkeit, Völlegefühl, Aufstoßen, Übelkeit, Obstipation, Kopfschmerzen, schnelle Ermüdbarkeit, ständige Müdigkeit, ständiges Aufwachen zwischen 1 Uhr und 3 Uhr nachts, depressive Stimmungslage, bitterer Geschmack, trockener Mund, heller/fettiger lehmartiger Stuhl, Vitaminmangel, Frösteln, Muskelschwäche, gelbliches Augenweiß, Hämorrhoiden, Fettleber, Muskelabbau, Ödembildung.

Bauchspeicheldrüse (Enzymschwäche): Durchfälle, Blähungen, Übelkeit, Unverträglichkeit von Fett und Kohlenhydraten, Gewichtsabnahme, Nährstoffmangel.

5.5.2 Pflanzensäfte bei Oberbauchbeschwerden

Anregung der Lebertätigkeit	
Artischockensaft	Choleretisch, cholesterinsenkend, leberschützend
Löwenzahnsaft	Choleretisch, diuretisch, dyspeptische Beschwerden
Brennnesselsaft	Diuretisch, mit beträchtlicher Ausscheidung von Chloriden und Harnstoff; verdauungsfördernd

Fettverdauungsstörungen	
Löwenzahnsaft	Magen, Galle, Bauchspeicheldrüse
Schwarzrettichsaft	Gallenflusssteigernd, antibakteriell
Artischockensaft	Regt die Entgiftungstätigkeit der Leber an, cholesterinsenkend (Einnahmedauer mindestens 3 Monate)
Schafgarbensaft	Entkrampfend, choleretisch
Wermutsaft	Dyspepsie, Choleretikum, Cholagogum
Melissensaft	Beruhigend, löst Verspannungen
Petersiliensaft	Harntreibend, verdauungsfördernd
Ananassaft	Enzymreich, verdauungsfördernd

Ideale Ergänzungen bilden	
Mariendisteltee (Silybum marianum)	Leberregenerierend
Kamillentee (Matricaria recutita)	Spasmolytisch, bei saurem Aufstoßen, bei Schmerzen
Pfefferminztee (Mentha piperita)	Choleretisch, karminativ, spasmolytisch, bei Übelkeit
Schüßler-Salze: Nr. 6, Nr. 9, Nr. 10	

Tipp

Zerkauen von Kümmel- und Fenchelsamen oder Fenchelkautabletten regt die Speicheldrüsen und den Speichelfluss an

Die Leber – „Chemielabor unseres Körpers“

Eine ständige Müdigkeit kann auf eine Überlastung der Leber hinweisen. Besonders nach der langen Winterzeit läuft der Stoffwechsel auf Hochtouren. Die Leber ist unser Chemielabor. Sie erledigt jeden Tag unermüdlich unzählige Stoffwechselprozesse für uns.

- Sie speichert lebenswichtige Nährstoffe, zum Beispiel Zucker, fettlösliche Vitamine und Mineralstoffe, die sie bei Bedarf ins Blut abgibt.
- Sie sorgt für die Entgiftung. Dabei filtert sie Schadstoffe aus dem Blut, macht sie unschädlich und gibt sie zur Ausscheidung weiter.
- Sie produziert täglich ca. 1 Liter Gallenflüssigkeit. Dieser wird in der Gallenblase gespeichert.Wenn wir dann eine fettreiche Mahlzeit essen, sorgt die Gallenflüssigkeit für eine schnelle Aufspaltung der Fette.
- Die Leber ist wichtig für den Kohlenhydrat-, den Fett- und den Eiweißumbau.

5.6 Darm

5.6.1 Blähungen (Flatulenzen)

Definition

(lat. flatus, Wind, Blähung)

Blähungen entstehen durch Darmgase. Der ganze Verdauungstrakt kann aufgebläht bzw. voller Luft sein. Die Ursache kann nahrungsbedingt, nervös oder organisch sein.

Mögliche Ursachen

Blähende Lebensmittel (z. B. Hülsenfrüchte, Lauch, Fettes, Süßes), ungenügendes Kauen, Allergien, Nahrungsmittelunverträglichkeiten, Funktionsstörungen von Verdauungsorganen, organische oder angeborene Darmerkrankungen, chronische Pankreatitis, Laktose- oder Fruktoseintoleranz sowie auch seelische Faktoren können der Auslöser sein.

Symptome

Aufstoßen, Völlegefühl, Druckgefühl und aufgetriebener Bauchraum ggf. mit Schmerzen; übelriechende Winde.

Allgemeine Empfehlungen

Warme Bauchwickel/Heublumensack. Bauchmassagen mit ätherischen Entspannungsölen (z. B. Lavendel, Fenchel, Anis). Viel bewegen (frische Luft).

Ernährung

Einschränkung von Rohkost, Hülsenfrüchten, Kohl, Zwiebeln, Zucker, stark zuckerhaltigen Obstsorten, Milchgetränken und Softdrinks mit Zuckeraustauschstoffen (z. B. Sorbit).

Vollkornbrot (ausgemahlen) ohne Zusätze verwenden. Hildegard von Bingen empfiehlt: Rohkost in Naturessig einlegen. Frisches reifes saisonales Obst wie z. B. Johannisbeeren, Heidelbeeren, Himbeeren in kleinen Portionen gut kauend verzehren.

Pflanzensaftempfehlungen bei Blähungen	
Schafgarbensaft	Bei leichten krampfartigen Beschwerden
Fenchelsaft	Blähungswidrig
Petersiliensaft	Regt die Verdauung an
Selleriesaft	Entbläht, beruhigt Magen, Darm und Nerven

Pflanzensaftempfehlungen bei faulig riechenden Blähungen oder Blähungen nach fetten Speisen	
Andornsaft	Bei Blähungen und Völlegefühl
Wermutsaft	Magensaft anregend
Bärlauchsaft	Reinigt, stellt die Darmflora wieder her
Knoblauchsaft	Durchblutungsfördernd, verdauungsfördernd
Ingwersaft	Magenanregend, verdauungsfördernd
Löwenzahnsaft	Bitter, fördert Verdauungssäfte

Ideale Ergänzungen bilden	
Kamillentee (Matricaria recutita)	Bei krampfartigen Schmerzen
Pfefferminze (Menta piperita)	Anregend, blähungswidrig
Fenchelkautabletten oder Fenchel-/Kümmelsamen kauen	
Blähungswidrige Gewürze: Kümmel, Fenchel und Anis. Diese eignen sich auch gut als leichte Teemischung und Bauchauflage	
Bauchauflage: Geschirrhandtuch in körperwarmen Tee einweichen, auf den Bauch legen, mit einem Schal umwickeln und eine Wärmflasche auf den Bauch legen	
Schüßler-Salze: Nr. 7 entkrampft „als Heiße 7“	

5.6.2 Durchfall (Diarrhoe)

Definition

(griech. Diarroia, Durchfließen)

Von einem Durchfall spricht man, wenn mehr als drei dünnflüssige, wässrige Stühle pro Tag mit reichlichen Stuhlbeimengen mit oder ohne Schmerzen während eines Tages oder über einen längeren Zeitraum auftreten. Gefahr der Dehydration besonders für Säuglinge, geschwächte und ältere Menschen (Arzt!)

Mögliche Ursachen

Infektionen, Magen- und Darmgrippe, Speisenunverträglichkeit, psychische Probleme (Angst, Aufregung), Schilddrüsenerkrankungen Allergien, Reisedurchfall, Dyspepsie, Entzündungen, organische Darmerkrankungen u. a.

Symptome

Dünnflüssiger Stuhlgang, teilweise mit festen Anteilen und hohem Gasgehalt.

Ernährung

In leichten Fällen hilft häufig auch ein frisch geriebener Apfel. Auch eine Tasse Schwarztee mit einer Prise Salz und etwas Traubenzucker kann helfen. Dazu: Zwieback oder Salzstangen.

Karottensuppe nach Moro (Prof. Ernst Moro 1908, Heidelberger Kinderklinik)

- 500g Karotten schälen und in einem Liter Wasser eine Stunde kochen
- Pürieren (Mixer, Pürierstab) oder durch ein Sieb streichen
- Auf einen Liter mit gekochtem Wasser auffüllen
- Drei Gramm Speisesalz hinzufügen

(Ärzte Zeitung 8.6.2011)

Pflanzensaftempfehlungen bei Durchfall	
Schafgarbensaft	Krampflösend
Ideale Ergänzungen bilden	
Kamillentee (Matricaria recutita)	Bei krampfartigen Schmerzen
Pfefferminztee (Mentha piperita)	
Brombeerblättertee (Rubus fruticosus)	Adstringierende Wirkung
Blutwurztee (Tormentilwurzelstock)	
Empfehlungen aus der traditionellen Naturheilkunde	
• Teemischung aus Brombeer- und Himbeerblättern • Getrocknete Heidelbeeren (z. B. als Tee; adstringierende Wirkung) • Birkenkohle-Tabletten (Betula pendula) • Kaffeekohle (Coffea carbo) • Apfelpektin (natürlicher Schutz für die Darmschleimhaut) • Pfefferminze (entkrampfende Wirkung)	
Schüßler-Salze: Nr. 3, Nr. 4, Nr. 7, Nr. 8	

5.6.3 Verstopfung (Obstipation)

Definition

Obstipation (lat. ob, dagegen; stipare, stopfen)

Die Stuhlverstopfung ist in der westlichen Welt weit verbreitet. Obstipation bedeutet „verstopft“ zu sein. Eine regelmäßige (idealerweise tägliche) Stuhlentleerung ist meist nicht möglich.

Mögliche Ursachen

Bewegungsmangel, ballaststoffarme Kost, Stress, organische Erkrankungen, Darmpolypen, Medikamente, Schwangerschaft.

Symptome

Probleme der Darmentleerung (zu wenig Stuhl/zu fester Stuhl) teilweise mit völligem Stuhlverhalten.

Allgemeine Empfehlungen

Morgens nüchtern ein Glas abgekochtes warmes Wasser trinken, milchsauer vergorenes Brotgetränk, Darmmassage mit einem Bauchölgemisch aus Fenchel, Kümmel und Melisse (immer im Uhrzeigersinn reiben!), Bauchwickel.

Ernährung

Auf eine ausreichende Trinkmenge sollte geachtet werden. Frisches Obst und Gemüse und Gewürzkräuter sind ballaststoffreich. Kräutersmoothies, milchsaure Gemüsesäfte und Sauerkrautsaft unterstützen die Darmflora.
Sanfte Abführhilfen sind Flohsamen oder Leinsamen (geschrotet!; Anweisung und Kontraindikation beachten).

Pflanzensaftempfehlungen bei Verstopfung	
Sauerkrautsaft (pur)	Zur Anregung der Darmtätigkeit (Milchsäurebakterien)
Manna-Feigen-Sirup	Zur Vorbeugung und Anregung bei Darmträgheit
Bärlauchsaft, Zwiebelsaft	Morgens nüchtern mit einem Glas abgekochten, lauwarmen Wasser einnehmen
Löwenzahnsaft	Regt alle Verdauungssäfte an
Selleriesaft	Regt die Verdauung und Niere an
Brennesselsaft	Steigert den Grundumsatz (Stoffwechsel)
Allgemeine Dosierung: 3x täglich vor dem Essen mit Flüssigkeit einnehmen	

Pflanzensaftempfehlungen bei stressbedingter Verstopfung	
Melissensaft	Traditionell angewendet bei nervösen Magen-Darmbeschwerden
Fenchelsaft	Bei „Übererregbarkeit", entspannend, traditionell angewendet bei leichten krampfartigen Beschwerden im Magen-Darmbereich
Schafgarbensaft	
Selleriesaft	
Baldriansaft	Bei nervlicher Belastung

Gemüse- und Obstsaftempfehlungen	
Tomatensaft	Vitaminreich, regt die Bauchspeicheldrüse an
Rote Bete-Saft	Verdauungsanregend, entgiftend, blutbildend
Pflaumensaft direkt	Enthält viele Vitamine, darmanregend

Schüßler-Salze:

- Nr. 3 morgens und Nr. 10 abends zur allgemeinen Anregung bei Darmträgheit (auch als Salbe zur Bauchmassage)
- Nr. 7 („Heiße 7") bei stressbedingter Verstopfung
- Nr. 4, Nr. 8, Nr. 9 und Nr. 10 je 5 Tabl. Als biochemischer Cocktail bei Darmträgheit in Wasser aufgelöst trinken

5.6.4 Reizdarmsyndrom/Reizkolon

Definition

Von einem Reizdarmsyndrom spricht man, wenn aus nicht organischen Ursachen, regelmäßig akute oder langanhaltende funktionelle Verdauungsstörungen auftreten. Früher sprach man vom nervösen Darm. Da ein Reizdarm viele Symptome von Darmerkrankungen vortäuschen kann, sollte immer ein Arzt zur Diagnose aufgesucht werden.

Mögliche Ursachen

Mangelnde Verdauungssäfte, ballaststoffarme Kost, erhöhter Zuckerkonsum (Gärung), Fäulnisprozesse durch mangelnde Eiweißverdauung, übermäßiger Fettgenuss, Allergien, Lactose-/Fructoseintolleranz, organische Erkrankungen, Autoimmunerkrankungen, hohe psychische Belastung und anderes.

Symptome

Irritierter Darm, Verdauungsstörungen, Abwechslung von Verstopfung und Durchfall, Stuhlunregelmäßigkeiten, Flatulenzen, Schmerzen, evtl. Entzündungen im Kolon.

Allgemeine Empfehlungen

Regelmäßige Mahlzeiten, in Ruhe essen und genießen.

Ernährung

Blähende Kost meiden, Rohkost wird durch Milchsäurebakterien bekömmlicher (milchsauer eingelegt).
Frischkost, Obst in Maßen (Fructose), ggf. Trennkost.

Hinweis

Zu diesem Abschnitt finden Sie auch Hinweise unter den Einzelsymptomen von Magen, Darm, Leber/Galle/Bauchspeicheldrüse.

Leber/Galle/Bauchspeicheldrüse	
Artischockensaft	Choleretisch, cholesterinsenkend, leberschützend
Löwenzahnsaft	Choleretisch und diuretisch, appetitanregend und bei dyspeptischen Beschwerden
Schwarzrettichsaft	Fördert den Gallenfluss
Tomatensaft	Lycopin, antioxidativ, fördert Verdauungssekrete

Faulig riechende Blähungen	
Andornsaft	Bakterizid, choleretisch, sekretionsfördernd
Wermutsaft	Fördert Sekrete von Speichel, Magen, Galle
Bärlauchsaft	Antibakteriell, sekretionsanregend
Ingwersaft	Anregend auf Tonus und Peristaltik von Magen und Darm
Knoblauchsaft	Lipidsenkend, antibakteriell, antimykotisch

Allgemeine Verdauungskur	
1. Woche	3x täglich je 10 ml Löwenzahnsaft
2. Woche:	3x täglich je 10 ml Bärlauch- und Schafgarbensaft
3. Woche	3x täglich je 10 ml Löwenzahnsaft
4. Woche:	3x täglich je 10 ml Bärlauch- und Schafgarbensaft
Empfehlung: Jeweils den Saft vor dem Essen mit etwas Flüssigkeit einnehmen. Kurdauer: 4 Wochen.	

Anregung der Darmtätigkeit bei Darmträgheit	
Bärlauchsaft	Zusammen oder getrennt, pur oder gemischt in Gemüse-Säften (nach Geschmack)
Zwiebelsaft	3x täglich 30 Minuten vor dem Essen
Knoblauchsaft	
Tipp	
Knoblauchsaft schmeckt gut mit Tomatensaft	

6. Harnwege, Niere, Blase

Pflanzensaftempfehlungen für Blase und Niere

Acerolasaft

Birkensaft

Brennnesselsaft

Echinaceasaft

Petersiliensaft

Zinnkrautsaft

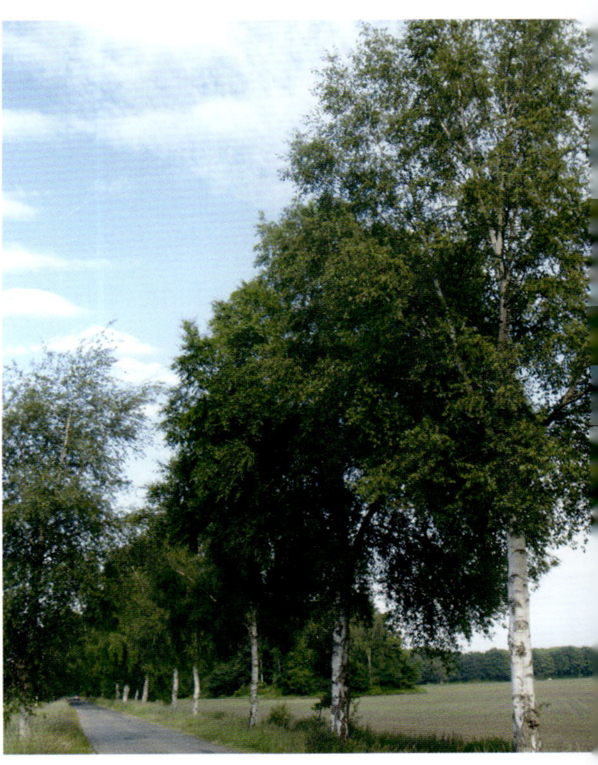

Funktionen und Aufgaben der Nieren

Die Nieren filtern und klären täglich ca. 1.500 Liter Blut. Neben ihrer Filter- und Ausscheidungsfunktion von harnpflichtigen Substanzen (z. B. Harnsäure, Harnstoff, Kreatinin) und Medikamentenrückständen regulieren die Nieren den Wasserhaushalt im Körper, den Blutdruck, den Säure-Basen-Haushalt (mit Auswirkung auf den Knochenstoffwechsel) u. a.

Funktionskreis der Nieren in der traditionellen chinesischen Medizin: „Wurzel von Yin und Yang“

Menschen mit starken und gesunden Nieren sind meist in ausgeglichener Partnerschaft mit sich und ihrem Umfeld im Einklang. Sie sind ruhig, stark, aktiv und selbstsicher und fühlen sich selten gestresst. Allgemeine Symptome eines Nieren-Ungleichgewichts (nach TCM) sind unter anderem: Schnelle Überforderung, Knochen-, Gelenk- und Zahnprobleme, Entwicklungsstörungen bei Kindern.

Bedeutung der Nieren im Mittelalter

Im Mittelalter galten die Nieren als Sitz der Lebenskraft und der Gemütsbewegung. *,Auf Herz und Nieren prüfen'* sollte das verborgene Innere des Menschen zu Tage bringen. Auch wenn einem etwas *,an die Nieren geht'* oder *,an den Nieren frisst'*, kann dieser Gemütszustand die Lebenskraft beeinträchtigen.

6.1 Blasenentzündung (Cystitis)

Definition

Entzündung der Harnblasenschleimhaut. Meist mit Schmerzen verbunden. In schweren Fällen kann sich auch die gesamte Blasenwand entzünden. Auch eine sogenannte „Reizblase" kann auf eine Entzündung hinweisen. Eine ärztliche Untersuchung wird angeraten!

Mögliche Ursachen

Unterkühlung, Reizblase, Durchnässung (im Sommer durch nasse Badekleidung), Einwanderung von Darmkeimen in die Harnröhre, Harnstau (z. B. Tumore, vergrößerte Prostata), Stoffwechselerkrankungen, Diabetes, Immunschwäche, Katheter sowie andere organische Ursachen.

Symptome

Ständiger Harndrang, häufiges Wasserlassen, brennende Schmerzen beim Wasserlassen, Blasenschmerzen und allgemeines Krankheitsgefühl.

Allgemeine Empfehlungen

Viel trinken. Nur warme Getränke wie Wasser, Tee (keine Fruchtsäfte). Blase immer vollständig entleeren, Baumwoll-Unterwäche (bei mindestens 60°C waschen). Wärme tut gut. Z. B. durch warme Bauch-und Rückenwickel oder Bauchauflagen mit Wärmflasche.

Ernährung

Aronia-Beerensaft, Cranberries als Saft oder getrocknet, Kresse, Rettich; Kürbissamen gekaut oder als Tabletten stärken die Blasenmuskulatur.

Pflanzensaftempfehlungen	
Brennnesselsaft	Antientzündlich, entwässernd
Zinnkrautsaft	Reich an Kieselsäure, entwässernd
Birkensaft	Entsäuernd, entwässernd; sekundär krampflösend
Petersiliensaft	Zur Durchspülung der Harnwege
Spitzwegerichsaft	Antibakteriell, diuretisch

Ideale Ergänzungen bilden	
Echinaceasaft	Reich an Vitamin C (entzündungshemmend)
Acerolasaft	Zur Kräftigung und Stärkung
Empfehlung: Echinacea- und Acerolasaft empfehlen sich insbesondere zur vorbeugenden Einnahme und zur Stärkung des Immunsystems	
Goldrute (Solidago virgaurea)	Traditionell angewendet zur Durchspülungstherapie
Kamille (Matricaria recutita) Salbei (Salvia officinalis)	entzündungshemmend, entkrampfend, antibakteriell und dyspeptische (Salbei) Eigenschaften
Preiselbeeren als Saft oder Tabletten	
Tipp	
Auch Meerrettichwurzel und Kapuzinerkresse können aufgrund ihrer antibakteriellen und antiviralen Wirkung helfen. In Tablettenform in Apotheke und Reformhaus erhältlich.	
Schüßler-Salze: Nr. 3, Nr. 4, Nr. 7, Nr. 8, Nr. 9, Nr. 10	

7. Stoffwechsel

Pflanzensaftempfehlungen für den Stoffwechsel

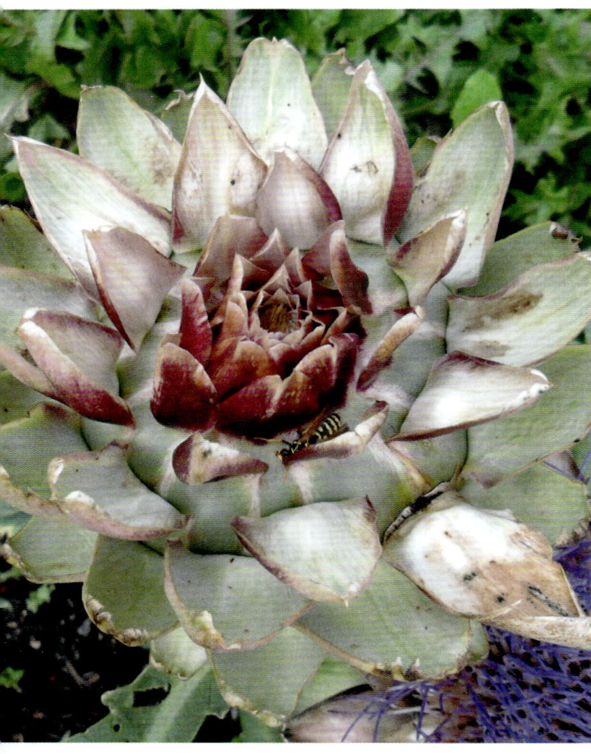

Ananassaft

Artischockensaft

Birkensaft

Brennnesselsaft

Fenchelsaft

Ingwersaft

Löwenzahnsaft

Sauerkrautsaft

Schwarzrettichsaft

Selleriesaft

Tomatensaft

Zinnkrautsaft

Nahrungsverwertung

Zur Aufrechterhaltung aller Körperfunktionen muss die Nahrung, die wir zu uns nehmen, in komplexen Stoffwechselvorgängen verwertet werden. Ein wichtiges Verdauungsorgan ist der Darm, der auf die Unterstützung seiner Nachbarschaftsorgane Bauchspeicheldrüse, Gallenblase und Leber angewiesen ist. Die Bauchspeicheldrüse produziert täglich bis zu 1,5 Liter Säfte, die Zucker, Eiweiß und Fett aufspaltende Enzyme enthalten. Auch Hormone wie das wichtige Insulin werden in der Bauchspeicheldrüse gebildet. Ein weiterer Helfer in der Verdauungs- und Stoffwechselarbeit ist die Leber. Sie stellt die Gallenflüssigkeit her, die sie zur Gallenblase weiterleitet und die dort gespeichert wird. Essen wir dann Fettiges, werden die Fette mit Hilfe fettspaltender Enzyme und Gallensäuren emulgiert und weitergeleitet.

Chemielabor Leber

Die Leber ist ein stilles, fleißiges Organ. Sie sitzt im rechten Oberbauch und erfüllt dort ihre vielfältigen Aufgaben. Unter anderem entgiftet die Leber und befreit den Körper von Schadstoffen aus dem Stoffwechsel, wie zum Beispiel Ammoniak und körperfremde Substanzen wie Medikamente und Alkohol. Sie baut Hormone ab, speichert Vitamine und Glukose in Form von Glykogen. Außerdem ist sie am Aufbau von Bluteiweißen und Gerinnungsfaktoren beteiligt.

Leben in Fülle – Die erschöpfte Leber

Übergewicht, Überernährung, Bewegungsmangel, Alkohol und Zigarettenkonsum, Medikamente, Umweltgifte, Ärger und Stress schaden der Leber. Die Schäden zeigen sich schleichend. Meist durch Verdauungsstörungen, chronische Müdigkeit, Leistungsschwäche, Muskelabbau, Fettleber und andere Symptome.

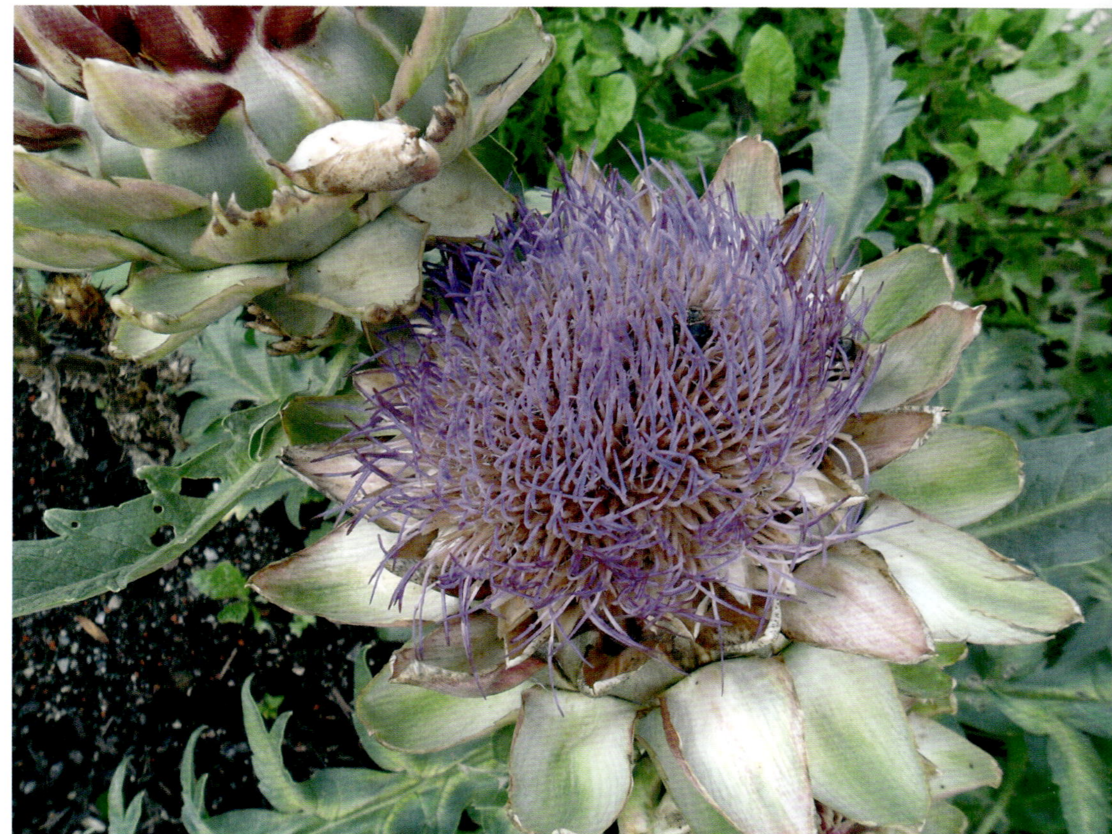

7.1 Stoffwechsel, allgemein

Entgiften, „Entschlacken", Ausleiten

Als Stoffwechsel bezeichnet man die Gesamtheit aller chemischen Prozesse in Lebewesen. Dabei wandelt der Organismus chemisch die aufgenommenen Stoffe in Zwischen- und Endprodukte um.

Häufige Stoffwechselstörungen

Gelenk- und Muskelprobleme, Rheuma, Arteriosklerose, Metabolisches Syndrom, Diabetes mellitus, Gicht, Hypercholesterinämie.

Mögliche Ursachen

Wohlstandskrankheit Übergewicht, Überernährung, Unterernährung, Bewegungsmangel, Stress, Medikamente, angeboren u. a.

Symptome

Müdigkeit, Mattigkeit, Übergewicht, Fettleibigkeit, Hautjucken, Haarausfall, Haut- und Nagelpilze, Infektanfälligkeit, verstärkte Leberfleckenbildung, Verdauungsstörungen, Bluthochdruck, Durchblutungsstörungen, depressive Stimmungslage und anderes.

Allgemeine Empfehlungen

Gute Laune, mehr Bewegung und eine ausgewogene Vollwertkost mit basenreichem frischen Gemüse, Obst und Kräutern, grüne selbstgemachte Smoothies, ausreichend trinken und Freude helfen dem Menschen sich von seinen unnötigen „Ballaststoffen" zu befreien.

Säure-Basen-Haushalt

Für die Aufrechterhaltung des Säure-Basen-Haushalts sorgen Pflanzensäfte. Sie liefern unter anderem basenbildende Mineralien wie Kalium, Kalzium, Phosphor, Magnesium, Natrium u. a.

Pflanzensaftempfehlungen für den Stoffwechsel	
Ingwersaft Ananassaft	Unterstützt den Magen und die Bauchspeicheldrüse
Löwenzahnsaft Fenchelsaft	Zur Anregung der Verdauungssäfte von Leber, Galle und Bauchspeicheldrüse, hilft beim Ausscheiden, blähungswidrig
Artischockensaft	Verbessert die Verdauung von Fetten, senkt die Blutfette, schützt die Leber
Knoblauchsaft Löwenzahnsaft Schwarzrettichsaft	Darmaktiv, basenreich, zum Entsäuern und Entschlacken; Knoblauch traditionell auch für die Gefäßdurchblutung

Ideale Ergänzungen bilden	
Wegwarte (Cichorium intybus) Zimt (Cinnamonum verum)	Zur Unterstützung des Kohlenhydratstoffwechsels
Mariendistel (Silybum marianus)	Für den Fettstoffwechsel

Küchenkräuter für den Stoffwechsel – eine kleine Auswahl

Eiweißstoffwechsel: Bärlauch, Brunnenkresse, Curcuma, Curry, Gewürznelke, Kapuzinerkresse, Knoblauch, Meerrettich, Paprika, Pfeffer, Schnittlauch, Senf, Zwiebel

Kohlenhydratstoffwechsel: Anis, Basilikum, Bohnenkraut, Dill, Kerbel, Koriander, Kümmel, Liebstöckel, Majoran, Pfefferminze, Rosmarin, Salbei, Thymian, Topinambur

Fettstoffwechsel: Beifuß, Estragon, Salbei, Schafgarbe, Thymian, Wegwarte

Schüßler-Salze: Nr. 4, Nr. 5, Nr. 7, Nr. 8, Nr. 9, Nr. 10, Nr. 12

Pflanzensäfte zur Stoffwechselregulation	
Abführmittel	Sauerkrautsaft: normalisiert die Darmflora
Alterserscheinungen	Knoblauchsaft, Bärlauchsaft • Arteriosklerose vorbeugend • Blutdrucksenkend
Arthrose	Birke, Brennnessel, Petersilie: wirken ausleitend
Blutreinigung	Brennnessel: steigert den Grundumsatz Löwenzahn, Sellerie, Schwarzrettich: • lösen Schlacken • regen Leber und Nieren zum Ausschwemmen an
Bauchspeicheldrüse	Tomatensaft, frischer Ananassaft
Kreislaufschwäche	Weißdornsaft: stärkt das Herz
Erhöhtes Cholesterin	Artischocke und Birkensaft • senken Cholesterin • schwemmen erhöhte Harnsäure aus
Darmentgiftung	Knoblauchsaft, Bärlauchsaft: wirken keimtötend Sauerkrautsaft: reguliert die Darmflora
Blähungen	Schafgarben-, Löwenzahnsaft: reich an Bitterstoffen Fenchel-, Zwiebel-, Bärlauchsaft: blähungswidrig
Übergewicht durch Fehlernährung	Brennnessel-, Löwenzahn-, Schwarzrettich-, Kartoffel-, Zinnkraut-, Selleriesaft
Galle und Leber unterstützend	Schwarzrettich-, Artischocken-, Löwenzahn-, Schafgarbensaft
Leberstärkung	Artischockensaft, Mariendistel: anregend auf die funktionelle Leberarbeit
Übersäuerung	Kartoffelsaft, Brennnesselsaft, Löwenzahnsaft
Zellregeneration	Granatapfelsaft, Rote-Bete-Saft, Acerolasaft

Stoffwechsel-Kuren mit Frischpflanzensäften

Kuren sind besonders bei chronischen Beschwerden sinnvoll. Wir stellen Ihnen hier eine ganzheitliche vierwöchige Kur mit Heilpflanzen vor:

Stoffwechsel-Kuren mit Frischpflanzensäften	
Löwenzahnsaft • Verdauung, Niere	1. Woche: 3x täglich 15 ml vor dem Essen
Brennnesselsaft • Blutreinigung • Steigert den Gesamtumsatz des Stoffwechsels	2. Woche: morgens und mittags 2x täglich 15 ml vor dem Essen
Bärlauchsaft • Darm, Blutgefäße • Herz, Kreislauf	3. Woche: 2x täglich 15 ml vor dem Essen oder als Suppeneinlage
Brennnesselsaft • Blut, Niere, Verdauung	4. Woche oder länger 2x täglich 15 ml morgens und mittags

Die Kur kann zur Anregung des Stoffwechsels mit einer Auswahl von anderen Pflanzensäften fortgeführt werden. Zum Beispiel wirkt eine Zehn-Tages-Kur mit

- Kaktusfeigensaft → nervenstärkend
- Hafersaft → regenerierend
- Karotten-Mangosaft → sättigend, vitaminreich

7.2 Übergewicht durch Ernährungsfehler

Mögliche Ursachen

Bewegungsmangel und Überernährung. Übergewicht entsteht, wenn die Kalorienaufnahme höher ist als der Kalorienverbrauch. Um alle Körperfunktionen zu erhalten, wandelt der Organismus die aufgenommene Nahrung in aufwendigen chemischen Stoffwechselprozessen in Energie um. Stoffwechselendprodukte werden ausgeschieden. Bei Nahrungsüberfluss legt der Körper für Notzeiten Fettpolster als Reserve an, die normalerweise auch wieder bei einem erhöhten Energieverbrauch verschwinden.

Allgemeine Empfehlungen

Wählen Sie bewusst Lebensmittel nach ihrem individuellen Kalorienverbrauch, eventuell mit einem Ernährungsberater, aus. Das Gewicht dann zu halten ist ein lebenslanger Prozess.

Erhöhter Flüssigkeitsbedarf

Während einer Ausleitungskur braucht der Körper viel Flüssigkeit. Wassermangel kann zu Kreislaufproblemen, Kopfschmerzen, Verstopfung und anderen gesundheitlichen Beeinträchtigungen führen.
Wir empfehlen stilles Wasser, Basen-Aktiv-Tee oder andere Teesorten (in Bioqualität).

Pflanzensäfte zum Abnehmen

<table>
<tr><th colspan="2">Anregung des Fettstoffwechsels</th></tr>
<tr><td>Löwenzahnsaft</td><td>Fördert die Fettverdauung, sekretionsfördernd</td></tr>
<tr><td>Artischockensaft</td><td rowspan="2">Wirkt auf die Leber; Galletreibend, cholesterinsenkend, spasmolytisch, darmaktiv</td></tr>
<tr><td>Bärlauchsaft</td></tr>
<tr><td>Schwarzrettichsaft</td><td>Stark basisch, darmaktiv, gallenflussanregend</td></tr>
<tr><td>Knoblauchsaft</td><td>Cholesterinsenkend, bakterizid, fungizid, darmaktiv</td></tr>
</table>

Niere: Anregung der Wasserausscheidung	
Brennnesselsaft	Steigert den Grundumsatz (Stoffwechselorgane), blutbildend, säureausscheidend (basenbildend)
Birkensaft	Ausscheidung von harnpflichtigen Stoffen, entsäuert, entwässert; Verdauungsfördernd, leicht harntreibend
Selleriesaft	Schwemmt Wasser aus, verdauungsfördernd
Löwenzahnsaft	Fördert die Fettverdauung, regt die Bildung von Magen- und Darmsäften an, diuretisch
Zinnkrautsaft	Stärkt das Bindegewebe (hoher Kieselsäuregehalt)
Petersiliensaft	Regt die Niere und Verdauung an; Fördert die Ausscheidung über Niere und Darm
Achtung: Nicht bei eingeschränkter Herz- oder Nierenfunktion verwenden!	

Magen, Sodbrennen, mangelndes Sättigungsgefühl	
Sauerkrautsaft	Bei Verstopfung, reguliert die Darmflora
Zwiebelsaft	antibakteriell, blutbildend, blutzuckersenkend
Schafgarbensaft	Entspannend, verdauungsfördernd
Kartoffelsaft	Bindet Magensäure, stärkt das Sättigungsgefühl

Sonstiges

Weißdornsaft zur Kreislaufstärkung

7.3 Abnehmen

Hinweis

Während der Kur sollten Sie auf Alkohol, Süßwaren, Mehlspeisen und stark zuckerhaltige Lebensmittel verzichten. Für ein Sättigungsgefühl sorgen Kartoffelsaft, Basenbrühen und Gemüsesäfte mit Topinambur.

Kur zum Abnehmen	
1. Woche	Brennnesselsaft und Selleriesaft
2. Woche	Löwenzahnsaft und Kartoffelsaft
3. Woche	Brennnessel- und Kartoffelsaft
4. Woche	Zinnkrautsaft

Dosierung: je Frischpflanzensaft 2x täglich 15 ml

Dosierung Kartoffelsaft 3x täglich 40 ml

Bei Verstopfung: Morgens nüchtern 1 Glas Sauerkrautsaft trinken.

Die Kur kann nach einer Pause mit anderen Säften, siehe z. B. Fettstoffwechsel, durchgeführt werden.

Tipp

Gemüsesäfte unterstützen die Kur. Sie schmecken gut und versorgen den Körper mit Vitaminen, Mineralien und Spurenelementen.
Täglich 2 x 100 ml Gemüsesaft mit Frischpflanzensaft mischen und vor den Mahlzeiten trinken.

7.4 Stammfettsucht, viszerale Fetterkrankung

Wohlstandsbauch durch Überernährung und Bewegungsmangel

Die viszeralen Fettdepots dienten unseren Vorfahren, die sich noch viel bewegen mussten, um an Nahrung zu kommen, als Reservefett für Notzeiten. Fett, das sich an den inneren Bauchorganen einlagert, nennen Fachleute „intraabdominales Fett" oder „viszerales Fettgewebe". Es ist kein passives, sondern ein aktives Gewebe mit einem eigenen Stoffwechsel. Es umgibt unsere inneren Organe wie Leber oder Bauchspeicheldrüse und vergrößert den Bauchumfang. Zum Beispiel setzt das Gewebe Fettsäuren frei, sondert entzündungsfördernde Botenstoffe ab und schüttet Hormone aus. Es beeinflusst den Fett- und Kohlenhydratstoffwechsel. Die Risikofaktoren können sein: Insulinresistenz, Diabetes, Fettstoffwechselstörungen, Bluthochdruck, Arteriosklerose, koronare Herzkrankheit, Schlaganfall, Rheuma, metabolisches Syndrom u. a.

Allgemeine Empfehlung

Fettabbau durch gezielten Sport, Lebensmittel mit niedrigem glykämischen Index bevorzugen(GI). Zuckerhaltige Nahrungsmittel meiden, Diät.

Pflanzensaftempfehlungen: (Kur 4–6 Wochen)
Zur Stoffwechselanregung haben sich folgende Pflanzenpresssäfte (Dosierung nach Packungsbeilage) bewährt.
1. Artischocke-, Knoblauch- oder Zwiebelsaft in 100 ml Tomatensaft
2. Löwenzahn-, Kartoffel, Bärlauchsaft in 100 ml Karottensaft
3. Schwarzrettich-, Kartoffelsaft in 100 ml rote Betesaft
4. Brennnessel-, Kartoffelsaft in 100 ml Karottensaft
5. Artischocke-, Zwiebelsaft in 100 ml rote Betesaft

7.5 Metabolisches Syndrom

Das metabolisches Syndrom wird auch als tödliches Quartet bezeichnet und ist durch vier Faktoren gekennzeichnet:

- Stammfettsucht, Abdominale Fettleibigkeit (Taillenumfang mehr als 100 cm bei Männern und mehr als 88 cm bei Frauen)
- Bluthochdruck (mehr als 140/90 mmHg)
- Fettstoffwechselstörung
- Diabetes mellitus

Diagnose und Therapie

Hier ist ärztliche Hilfe notwendig! Eventuell kann eine Adipositas-Kur sinnvoll sein.

Pflanzensaftempfehlungen

Siehe Pflanzensäfte für Stoffwechselstörungen

8. Der Bewegungsapparat

Der Bewegungsapparat besteht aus einem Skelett, ca. 200 Knochen, Gelenken, Gelenkkapseln, Sehnen, Muskeln, Knorpeln, Bandscheiben.

Binde- und Stützgewebe

Das Knochengewebe besteht aus Knochenzellen (Osteozyten). Unter anderem findet im roten Knochenmark die Blutbildung statt. Für den Knochenumbau sorgen Osteoblasten (Aufbau) und Osteoklasten (Abbau) die in den Knochenhäuten enthaltenden sind. Auch dienen die Knochen unter anderem als Mineralienspeicher von Kalzium, Magnesium, Phosphor.

Bewegung

Für den Knochen-und Muskelaufbau ist Bewegung wichtig. Nervensignale aus dem Gehirn, steuern auf Befehl die Kontraktion (Bewegung) der willkürlichen Muskeln.

Bewegungsarmut, Bewegungsschmerzen

Beschwerden im Bewegungsapparat sind sehr häufig. Sie werden als Rheumatischer Formenkreis zusammengefasst. Unsere moderne Zeit ist bewegungsarm. Eine sitzende Tätigkeit, Stress, Extremsport oder eine Fehlhaltung führt oft zu Muskelanspannungen. Auch Ablagerungen aus Stoffwechselendprodukten (Harnsäure) verursachen Schmerzen.

Bewährt haben sich Blutreinigungskuren mit Pflanzensäften, Gemüsesäften, Tee, Basen-Gemüse-Suppen und manuelle Therapien, die den gesamten Stoffwechsel anregen sollten.

Leben ist Bewegung –
Bewegung ist Leben

Pflanzensaftempfehlungen für den Bewegungsapparat

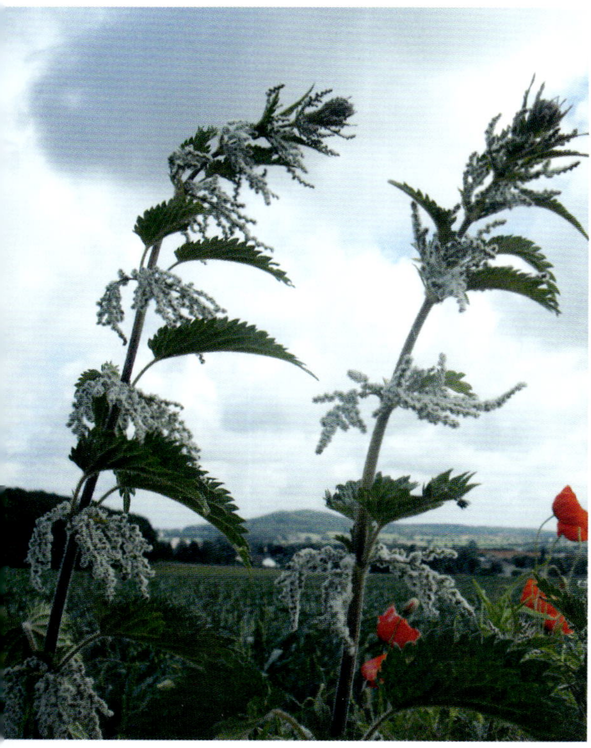

Pflanzensaft-Empfehlungen bei Rheuma-Schmerzen

Birkensaft

Brennnesselsaft

Kartoffelsaft

Löwenzahnsaft

Zinnkrautsaft

Säure lösen und ausscheiden

Die Brennnessel ist neben Birke, Ackerschachtelhalm und Löwenzahn die Hauptpflanze für rheumatische Schmerzen. Sie wirkt diuretisch, entzündungshemmend und schmerzlindernd durch die Ausscheidung von Säuren und harnpflichtigen Substanzen. Sie enthält in hoher Konzentration Mineralstoffe, besonders Kalium, Kieselsäure, Kalzium- und Magnesiumsalze, Eisen, Mangan und Kupfer, außerdem Flavonoide u. a.

Kurdauer bei Rheumaschmerzen 4 bis 8 Wochen

Beschreibungen im Kapitel Gicht

Während einer Kur ist es ratsam, den Konsum von Zucker, tierischen Produkten (Fleisch, Wurst, Fisch) stark einzuschränken.

8.1 Arthrose

Definition

Die Arthrose bezeichnet eine degenerative Erkrankung des Bewegungsapparates. Man spricht auch vom „Verschleiß der Gelenke".

Mögliche Ursachen

Angeborene Bindegewebeschwäche, Bewegungsmangel, Gelenkfehlbelastungen, Leistungssport, Störungen der Knorpel- und Knochenbildung, hohes Körpergewicht, Stoffwechselstörungen, Alter u. a.

Symptome

Anfangs Spannungsgefühl und Steifigkeit in den Gelenken, Anlaufschmerz, Belastungsschmerzen, Gelenkgeräusche, Fehlstellungen, Knochenverdickung, Entzündungen. Arthrose entwickelt sich schleichend und kann schon in jüngeren Jahren beginnen.

Allgemeine Empfehlungen

Angepasste Bewegung, Physiotherapie, Umschläge, Wickel oder Bäder; hierdurch kann die Erkrankung teilweise gemildert werden.

Ernährung

Entsprechend Ihrer Konstitution und Grundversorgung können auch Nahrungsergänzungsmittel angeraten sein. Die Küche wird bereichert durch Giersch, Brennnessel, Löwenzahn und Spitzwegerich.

Pflanzensaftempfehlungen bei Arthrose	
Brennnesselsaft	Traditionell zur Durchspülungstherapie (Harnsäureausscheidung); antientzündlicher Effekt
Zinnkrautsaft	Entwässert, enthält Kieselsäure
Birkensaft	Fördert die Ausscheidung von harnpflichtigen Substanzen, entsäuert, entwässert
Löwenzahnsaft	Stärkt die Leber- und Nierenfunktion; fördert die Ausscheidung von Stoffwechselschlacken
Kartoffelsaft	Entsäuert

Ideale Ergänzungen bilden	
Teufelskralle (Harpagophytum procumbens)	Bei chronischen Beschwerden des Bewegungsapparates
Rheumatee mit Weidenrinde, Grüner-Hafer-Tee, Mädesüßblüten in Tee- oder Tablettenform	Entzündungshemmend, schmerzlindernd, harntreibend, harnsäureausscheidend

Tipp

Äußerlich aufgetragen können auch Johanniskrautöl (aufgrund seiner Farbe auch „Rotöl" genannt) oder Rheumasalben helfen.

Hinweis

Während einer Stoffwechselkur ist auf eine ausreichende neutrale Flüssigkeitszufuhr zu achten. Empfehlung: Basen-Aktiv-Tees oder stilles Wasser.

8.2 Gicht (Urikopathie, Arthritis urica)

Definition

Die Gicht bezeichnet eine Purin-Stoffwechselerkrankung. Harnsäurekristalle (Urate) lagern sich an Gelenken und Geweben ab. Meist verlaufen schmerzhafte Gichtanfälle in Schüben. Eine unzureichende Behandlung kann zur Gichtniere und anderen Folgeerkrankungen führen.

Mögliche Ursachen

Stoffwechselstörung mit Harnsäureanstieg unter anderem durch einen regelmäßigen Genuss von purinhaltigen Lebensmitteln, wie zum Beispiel Fisch, Fleisch, Alkohol, Hülsenfrüchte u. a.

Symptome

Über lange Zeit völlig symptomlos verlaufende Erkrankung. Plötzliche gichtartige, oft stechende Schmerzen. Knötchenartige Ablagerungen um die kleinen Gelenke. Ablagerungen in Form von Knötchen an den Ohren.

Allgemeine Empfehlungen

Regelmäßige Blut- und Harnkontrollen.

Meiden von Alkohol (Wein, Bier u. a.), Kaffee, schwarzem Tee, Fleisch, Wurst und Hülsenfrüchten (z. B. Linsen, Erbsen, Sojabohnen). Eine purinarme Kost ist unerlässlich.

Pflanzensaftempfehlungen bei Gicht und rheumatischen Beschwerden	
Brennnesselsaft	Stoffwechselanregend, entsäuernd, blutbildend, Anregung der Harnausscheidung
Ackerschachtelhalm/Zinnkrautsaft	Harnausscheidend, bindegewebsstärkend, reich an Kieselsäure
Birkensaft	Entzündungswidrig, entwässernd, fördert die Ausscheidung harnpflichtiger Substanzen; wirkt auf den Cholesterinspiegel (gemäß W. Schoenenberger)
Löwenzahnsaft	Aktiviert Magen, Leber und Galle; regt die Harnausscheidung an, wirkt entschlackend, stärkt die Fettverdauung
Empfehlung: Zur Förderung der Ausscheidung von harnpflichtigen Substanzen empfehlen wir Ihnen eine Kur von mindestens 4 bis 8 Wochen.	

Gliederkälte	
Weißdornsaft	Durchblutungsfördernd, Blutdruck ausgleichend
Schafgarbensaft	Regt die Blutzirkulation an
Rosmarinsaft	Regt Kreislauf und Nerven an, wirkt durchblutungsfördernd (bei zu hohem Blutdruck nicht verwenden!)
Granatapfelsaft	Wirkt antioxidativ, regenerierend
Kaktusfeigensaft	Durchwärmend, aufbauend
Rote-Beete-Saft	Blutbildend, durchwärmend

Ischias, Kreuzschmerzen	
Birkensaft	Entzündungswidrig, entwässernd, fördert die Ausscheidung harnpflichtiger Substanzen; wirkt auf den Cholesterinspiegel (gemäß W. Schoenenberger)
Brennnesselsaft	Entsäuernd, entzündungshemmend, blutbildend, Anregung der Harnausscheidung; gut auch als Durchspülungstherapie zur Vorbeugung
Schafgarbensaft	Entkrampfend, insbesondere im Verdauungstrakt und kleinem Becken. (Menstruationsschmerzen)

Ideale Ergänzungen bilden	
Grüner Hafer (Avena sativa)	Fördert die Ausscheidung von Harnsäure und anderen harnpflichtigen Stoffen
Weidenrinde (Salix alba)	Schmerzlindernd, antientzündlich
Mädesüßblüten (Filipedula ulmaria)	Schweiß- und harntreibend, entzündungshemmend, schmerzlindernd

Tipp äußere Anwendungen

Wärme-Anwendungen:

- Ein Heublumensack durchblutet und entspannt die Muskulatur
- Massagen oder Auflagen mit Johanniskrautöl wirken schmerzlindernd

Äußere Kälte-Anwendungen:

- Kneipp-Wickel mit Wasser (nach Anleitungen)

Schüßler-Salze: im Akutfall: „Heiße 7"

Kur zur Förderung der Ausscheidung von harnpflichtigen Stoffen

1. Woche: Brennnesselsaft 2x täglich (morgens und mittags) je 15 ml

2. Woche: Birkensaft: 2x täglich (morgens und mittags) je 15 ml

3. Woche: Löwenzahnsaft 3x täglich je 10 ml

4. Woche: Zinnkrautsaft 3x täglich je 10 ml

Herstellung von Rotöl

- Frische, leicht angetrocknete Johanniskrautblüten in ein durchsichtiges Glasgefäß füllen und mit einem Bio Olivenöl übergießen.
- Sechs bis acht Wochen an einen sonnigen Platz stellen (täglich schütteln)
- Das Öl ist fertig, wenn es sich rot verfärbt.
- Anschließend gut abfiltern und in ein Braunglasgefäß umfüllen.

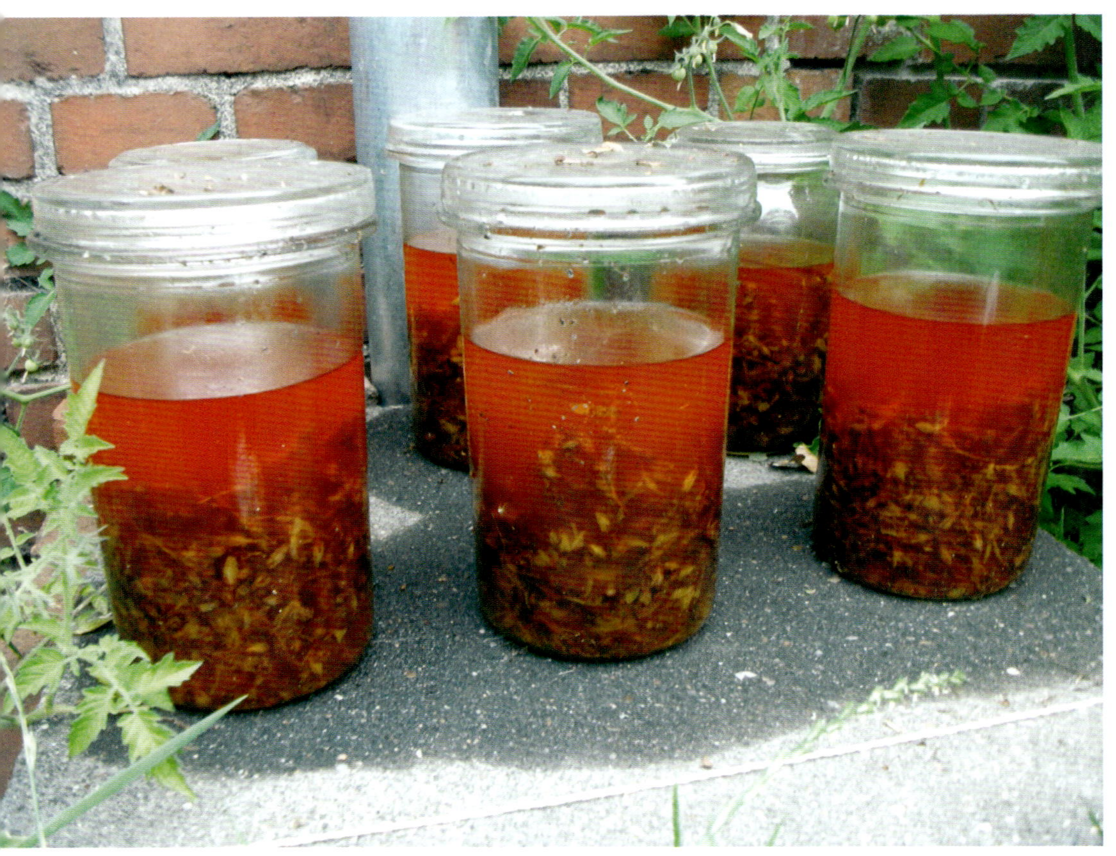

9. Haut, Haare, Nägel

Pflanzensaftempfehlungen für Haut, Haare und Nägel

Acerolasaft
Artischockensaft
Bärlauchsaft
Birkensaft
Brennnesselsaft
Granatapfelsaft
Hafersaft
Ingwersaft
Knoblauchsaft
Löwenzahnsaft
Rosmarinsaft
Schwarzrettichsaft
Zinnkrautsaft

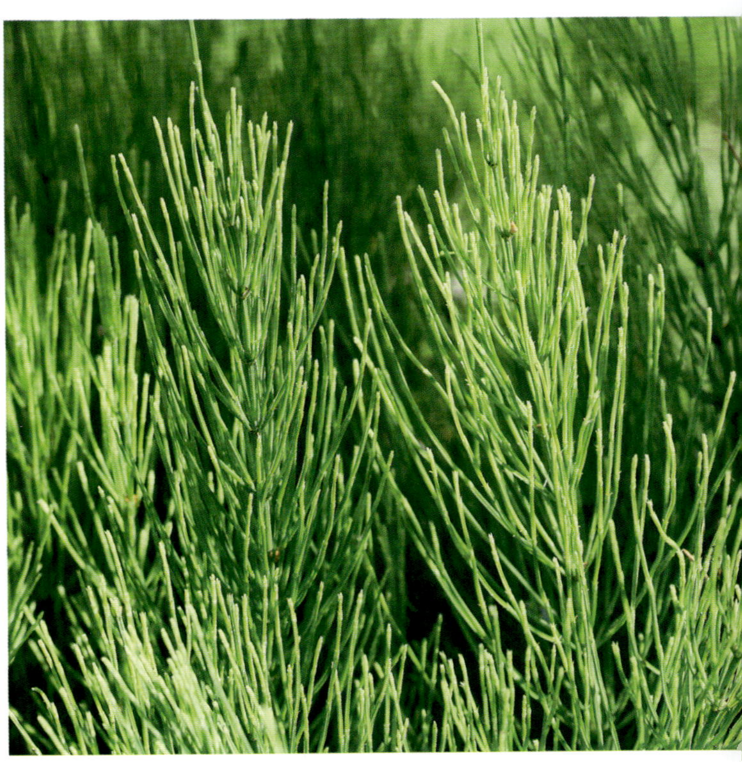

Der Spiegel der Gesundheit

Die Haut gehört zu den Sinnesorganen. Sie ist die Grenze nach außen, umschließt alle Organe und schützt den Körper durch eine Hautbarriere. Mit ihr ertasten, berühren und erfühlen wir unsere Umgebung. Eine gesunde Haut ist feinporig, straff und gut durchblutet.

Hauterkrankungen können primär nur auf die Haut lokalisiert sein, aber auch sekundär zum Beispiel auf körperliche, seelische, neurologische, allergische oder Infektionserkrankungen hinweisen. Ebenso können Stress, Nikotin, Alkohol, Mangelernährung, Bewegungsmangel, Wind, Kälte, Hitze, ausgedehnte Sonnenbäder oder trockene Heizungsluft die Haut strapazieren und/oder schädigen.

Eine rote Haut kann zum Beispiel auf einen Bluthochdruck, Diabetes mellitus, Herzschwäche, schwere Autoimmunerkrankungen, Fieber und anderes hinweisen. Auch ein Wutausbruch „lässt das Blut kochen".

Eine blasse Haut hat immer etwas mit Mangeldurchblutung und Kälte zu tun. Kalte Hände und Füße, Anämie, Herzschwäche, Sauerstoffmangel, Unterernährung, Depressionen, (seelische) Unterkühlung oder Schock. Auch kann man vor "Schreck blass werden, so dass das Blut aus den Adern weicht".

9.1 Allgemeine Hautbeschwerden

Hauterkrankungen sind eine Veränderung der natürlichen Hautbeschaffenheit. Die Ursache kann primär oder sekundär sein.

Mögliche Ursachen

Hormonumstellungen z. B. in der Pubertät, Vitaminmangel, Allergien: Kontaktekzeme, Bindegewebeschwäche, Mangeldurchblutung, Stress, Stoffwechselerkrankungen, Infektionen, Lippenherpes, (Viren, Bakterien, Pilze, Parasiten u. a.), Verletzungen, Verbrennungen, chemische Reize u. a.

Symptome

Die Haut spannt, juckt, ist trocken, blass, unrein, schlecht durchblutet und fühlt sich schlaff an oder ist entzündlich und gerötet. Es zeigen sich Altersflecken, Quaddeln, Pickel, Cellulite sowie eventuell nässende, eiternde Bläschen.

Pflanzensaftempfehlungen bei juckender, trockener Haut	
Birkensaft	Hoher Kaliumgehalt; entsäuernd, ausschwemmend
Löwenzahnsaft	Leberstärkend, sekretionsfördernd, entschlackend
Brennnesselsaft	Diuretisch, mit beträchtlicher Ausscheidung von Chloriden und Harnstoff; dadurch sekundär ausschwemmend, „reinigend"
Ingwersaft	Durchwärmend

Pflanzensaftempfehlungen bei fettiger Haut / Mitessern	
Artischockensaft	Verbessert die Fettverdauung
Löwenzahnsaft	Regt die Gallensaftproduktion an
Schwarzrettichsaft	Unterstützt die Verdauung/Galle

Sonstige Pflanzensaftempfehlungen	
Löwenzahnsaft	Stoffwechselaktiv, leber- und gallenstärkend
Bärlauchsaft Knoblauchsaft	Lipidsenkend, darmaktiv, antibakteriell, antimykotisch, durchblutungsstärkend
Schwarzrettichsaft Wermutsaft	Entschleimt (Husten), verdauungsanregend durchwärmt, verbessert die Verdauung

Gemüsesäfte

Alle Gemüsesäfte sind vitamin- und mineralstoffreich. Der regelmäßige Genuss von zum Beispiel selbst gepresstem oder als Biosaft gekauftem Gemüse, versorgt den ganzen Organismus mit wichtigen Nährstoffen. Die Verdauung wird angeregt, der Körper entschlackt und das Hautbild kann sich verbessern.

Insbesondere geeignet sind:

- Sauerkrautsaft
- Karottensaft
- Rote-Bete-Saft
- Tomatensaft

9.2 Akne vulgaris

Definition

Akne (griech. akmé, Spitze) ist eine Bezeichnung für verschiedene Hauterkrankungen des Talgdrüsenapparates und der Haarfollikel. Die Erkrankung entsteht durch eine Überproduktion von Talg (Hautfett) in den Talgdrüsen der Haut. Es handelt sich um eine hormonbedingte (Androgene) Erkrankung, die überwiegend bei Jugendlichen in der Pubertät auftritt und sich danach meist ohne Narbenbildung zurückbildet. Schwere Akneformen sollten immer ärztlich behandelt werden.

Mögliche Ursachen

Hormonstörung, erbliche Veranlagung, starke UV-Exposition (Sonnenlicht-/ Mallorca Akne), Akne Cosmetica durch Fettcremes, Alkohol enthaltende Kosmetika und andere Faktoren.

Symptome

Pusteln, Mitesser, Pickel mit wässrigem, eitrigem, entzündlichem Inhalt. Eine leichte Akne während der Pubertät verschwindet meist nach der Hormonumstellung von selbst und kann mit natürlichen Mitteln behandelt werden.

Allgemeine Empfehlungen

Arztbesuch bei starker Akne, entzündlicher Eiterbildung; Nikotin- und Alkoholverzicht, viel Bewegung an der frischen Luft. Vorsicht bei der Auswahl von kosmetischen Produkten z. B. Hautcremes.

Die Ernährung sollte vollwertig und ausgewogen sein.

Pflanzensaftempfehlungen

Eine Sechs-Wochen-Kur gegen Akne	
1. Woche:	Brennnesselsaft
2. Woche:	Löwenzahnsaft
3. Woche:	Zinnkrautsaft
4. Woche:	Brennnesselsaft
5. Woche:	Löwenzahnsaft
6. Woche:	Brennnesselsaft
(Dosierung nach Packungsbeilage)	

Hinweis

Eine anfängliche Verstärkung der Akne ist möglich. Im Zweifel kontaktieren Sie bitte Ihren Arzt oder Heilpraktiker.

Tipp

Die Kur kann anschließend nach einwöchiger Pause wiederholt werden.
Während der Kur sollte auf Zucker verzichtet, oder dieser stark eingeschränkt werden.
Auch empfiehlt es sich währenddessen, Basen-Aktiv-Tee oder stilles Wasser zu trinken.

Ideale Ergänzungen bilden Heiltees und Kräutersalben	
Ringelblumenblüten (Calendula officinalis)	als Tee oder Salbe
Stiefmütterchenkraut (Viola tricoloris)	als Tee oder Salbe
Frauenmantelkraut (Alchemillae vulgaris)	als Tee
Schafgarbenkraut (Achillea millefolium)	als Saft
Schüßler-Salze: Nr. 8, Nr. 9, Nr. 10; Nr. 11, Nr. 12	

9.3 Haarausfall

Definition

Von unseren ca. 150.000 Kopfhaaren fallen täglich bis zu 100 Haare aus, sodass die Haare neu nachwachsen können. Fallen mehr als 100 Haare aus oder gehen sie in Büscheln aus, spricht man von krankhaftem Haarausfall. Dieser ist meist diffus, teilweise auch kreisförmig.

Mögliche Ursachen

Vitamin- und Mineralstoffmangel, Hormonstörungen, Wechseljahre, Geburten, Verdauungsstörungen, Strahlenschäden, Medikamente, erblich bedingt, Schilddrüsenerkrankungen, Stress und anderes.
Die Bildung einer Glatze ist bei Männern häufig erblich bedingt.

Symptome

Verlust von mehr als 100 Haaren täglich, Glatzenbildung, Schuppenbildung; fettige, dünne, brüchige Haare.

Allgemeine Empfehlungen

Frauen leiden besonders unter einem Haarausfall. Hier ist es wichtig, Ruhe zu bewahren und die Ursache ärztlich z. B. durch einen Haarspezialisten abklären zu lassen. Ein Mikronährstoffmangel kann auch zu Haarausfall führen. Diesen kann man eventuell nach ärztlicher Abklärung durch Nahrungsergänzungsmittel in Form von speziellen Haarkapseln, (Gold)Hirse- oder Bockshornklee-Präparaten ausgleichen. Eine vorherige Blutuntersuchung ist ratsam.

Bei Haarausfall / brüchigen Haaren und Nägeln	
Brennnesselsaft Zinnkrautsaft Birkensaft	Reich an Kieselsäure, versorgt den Körper mit Mineralien (Ca, Mg, Fe, Mn, Cu u. a.), entsäuert, antientzündlich, ausschwemmend, löst harnpflichtige Substanzen und schwemmt diese aus

Pflanzensaftempfehlungen zur Verbesserung der Zellversorgung	
Granatapfelsaft	Zellschutz, antioxidativ Kräftigend und regenerierend, reich an Vitaminen, Mineralien und Spurenelementen
Hafersaft	
Acerolasaft	
Kaktusfeigensaft	
Selleriesaft	

Tipp

Eine äußerliche Einreibung mit einem Haarwasserkonzentrat aus Birke, Brennnesseln und Rosmarin wirkt durchblutungssteigernd und anregend auf die Kopfhaut.

Schüßler-Salze: Nr. 1, Nr. 2, Nr. 5, Nr. 7, Nr. 8, Nr. 9, Nr. 11, Nr. 21

- Nr. 5: Hauptmittel bei kreisrundem Haarausfall
- Nr. 11 D3: Hauptmittel bei diffusem Haarausfall
- Nr. 21: bei nervösem Haarausfall

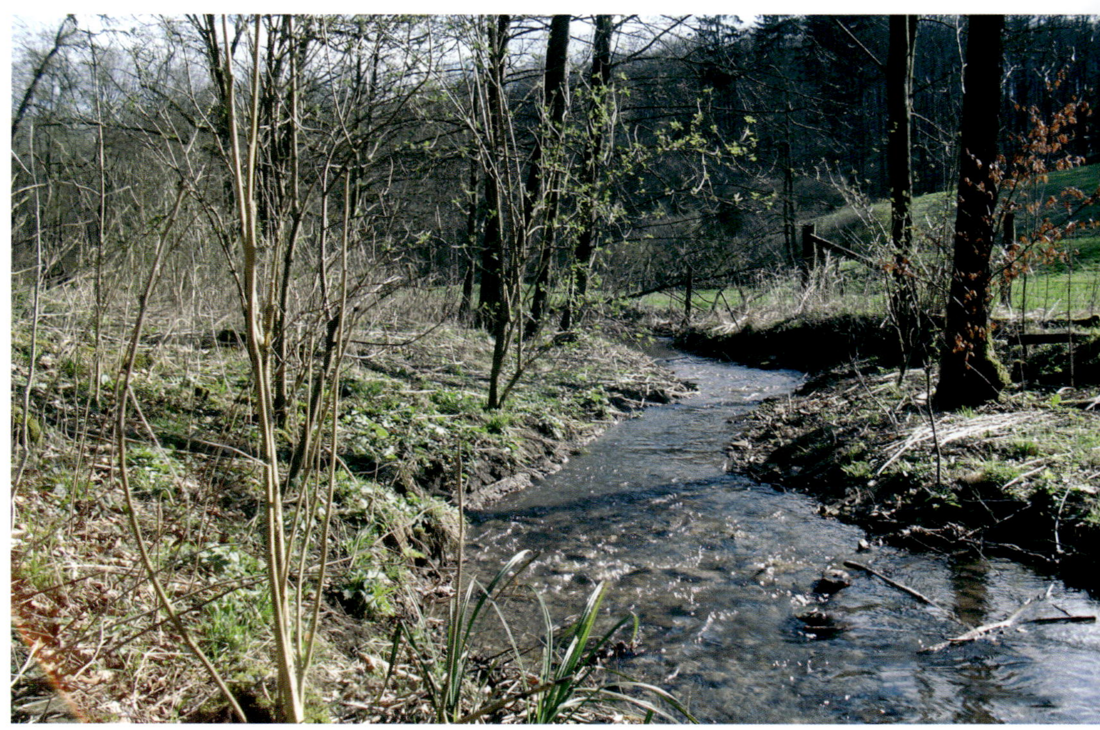

10. Frauenleiden

Pflanzensaftempfehlungen zum Wohle der Frau

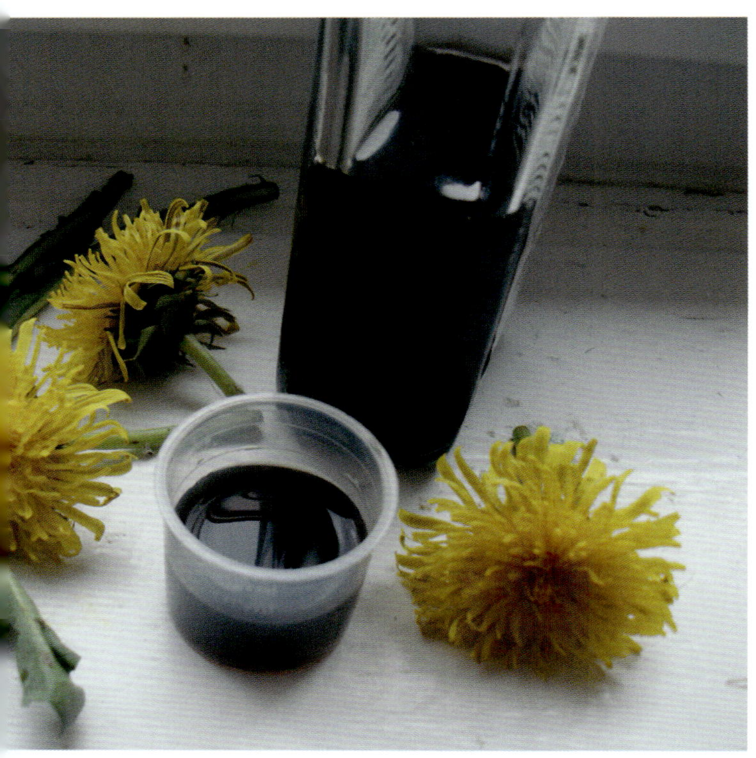

Artischockensaft
Baldriansaft
Birkensaft
Brennnesselsaft
Fenchelsaft
Granatapfelsaft
Hafersaft
Ingwersaft
Johanniskrautsaft
Kaktusfeigensaft
Löwenzahnsaft
Melissensaft
Salbeisaft
Schafgarbensaft
Schwarzrettichsaft
Weißdornsaft

Die heutige moderne Frau ist selbstbewusst, eigenverantwortlich, berufstätig, selbstständig, organisiert und managt die Familie, den Haushalt und die Freizeit. Oft ist sie im Stress.

Im Kapitel Frauenleiden gehen wir auf die Beschwerden rund um die Menstruation, Wechseljahre und Gewichtsprobleme ein. Diese sogenannten „Unpässlichkeiten" lassen sich gut mit natürlichen Mitteln lindern.

10.1 Prämenstruelles Syndrom (PMS)

Definition

Beschwerden rund um die Menstruation – „Die Tage vor den Tagen"

Mögliche Ursachen

Hormonschwankungen, seelisches Ungleichgewicht, ungesunde Lebensweise, Magersucht, Fettsucht, erbliche Faktoren, Stoffwechselstörungen, Übersäuerung und anderes.

Symptome

Bauch- und Rückenschmerzen, zu starke oder zu schwache Blutungen, Stimmungsschwankungen, Essgelüste (sogenannter Heißhunger), Schlafstörungen, Brustspannen, geschwollene Beine und anderes.

Allgemeine Empfehlungen

Bewegung lockert und entspannt. Gut eignen sich z. B. Schwimmen, Tanzen, Joggen, Frauenyoga, orientalischer Tanz oder Ähnliches.
Äußere Anwendung: Wärmflasche auf den unteren Bauch und Rücken. Auch ein Heublumensack wärmt und entkrampft.
Sitz- oder Vollbäder mit Baldrian-Hopfenmischung entspannen.

Ernährung

Vitamin- und mineralstoffreiche frische Vollwertkost bevorzugen. Als Nahrungsergänzungsmittel: Zur Entkrampfung Magnesiumtabletten, natürliche Vitamin-B-Komplex-Präparate; milchsauer vergorenes Brotgetränk und Getreideemzyme.

Pflanzensaftempfehlung	
Schafgarbensaft	Entkrampfend, entblähend, Einnahme 3-mal täglich (zwei Wochen vor der Periode beginnen)
Fenchelsaft	Blähungswidrig, entkrampfend
Ingwersaft	Durchblutungsfördernd, entkrampfend

Pflanzensaftempfehlungen bei Brustspannung	
Brennnesselsaft	Entsäuernd, entwässernd, blutbildend
Birkensaft	Harntreibend, entsäuernd, antientzündlich
Zinnkrautsaft	Harntreibend, Bindegewebsstärkend

Pflanzensaftempfehlungen bei Nervosität, Gereiztheit, Schlafstörungen	
Melissensaft	Beruhigt, entspannt den Bauchraum, fördert den Schlaf; hilft zu relaxen, Antistressmittel
Baldriansaft	
Kaktusfeigensaft	Rasche Energiezufuhr, Leistungssteigerung
Hafersaft	Energiespender, nervenstärkend

Pflanzensaftempfehlungen bei Stimmungsschwankungen	
Johanniskrautsaft[7]	Beruhigend, leicht stimmungsaufhellend

Ideale Ergänzungen bilden Heilpflanzentees oder Dragees von

- Pfefferminztee bei Übelkeit
- Kamillentee bei Bauchkrämpfen
- Nachtkerzenöl, pur oder als Kapseln
- Bio-Frauenöle: Nachtkerze, Borretsch, Leinsamen-Öl u. a.

Schüßler-Salze: Bei Krämpfen Nr. 7 als „Heiße 7" schluckweise trinken

7 Wechselwirkungen mit Medikamenten sind zu beachten!

10.2 Wechseljahresbeschwerden

Definition

Ende der fruchtbaren Jahre der Frau. Die Eierstöcke stellen ihre Tätigkeit ein und die Periode bleibt aus. Das Durchschnittsalter der Frauen beim Einsetzen der Wechseljahre beträgt ca. 44 bis 55 Jahre.

Mögliche Ursachen

Die Wechseljahre gehören zur Weiblichkeit dazu. Es handelt sich um einen natürlichen Prozess, der mit Hormonschwankungen einhergeht.

Symptome

Hitzewallungen, seelisches Ungleichgewicht, Schlafstörungen, starke und wechselhafte Blutungen, Ängste, Stimmungsschwankungen, trockene Haut und Schleimhäute, Gewichtszunahme, Haarausfall, rheumatische Beschwerden und anderes.

Allgemeine Empfehlungen

Stoffwechselkuren (Frühjahr/Herbst) mit Frischpflanzensäften, viel Bewegung, Kräuter-Duftspaziergänge, Frauen-Yoga, Schwimmen, Sauna, Phytohormone z. B. Rotklee- oder Sojatabletten können mit unterstützen. Vor jeder Hormonbehandlung, auch mit pflanzlichen Hormonen, konsultieren Sie bitte einen Arzt.

Ernährung

Viel Frischkost verzehren. Bei Gewichtszunahme z. B. eine Mahlzeit durch Grüne Smoothies ersetzen. Gemüsesafttage und Basenfasten.
Frische Gemüse- oder Obstsäfte lassen sich mit einer Saftpresse schonend zubereiten, sie müssen aber frisch verzehrt werden. Alternativ und für eine Saftkur bieten sich Biosäfte aus dem Reformhaus an.
Alle Frischpflanzensäfte können in Gemüsesäfte gemischt werden.

Pflanzensaftempfehlungen bei Hitzewallungen	
Salbeisaft	Bei starkem Schwitzen
Fenchelsaft	Bei Blähungen, entspannend
Granatapfelsaft	Radikalfänger, Oxidationsschutz
Schafgarbensaft	Wirkt auf die Bauch- und Unterleibsorgane entspannend und beruhigend

Pflanzensaftempfehlungen bei Stimmungsschwankungen	
Johanniskrautsaft	Bei leichten depressiven Verstimmungen (photosensibel; mindestens zwei Wochen nehmen)
Hafersaft	Bei nervöser Erschöpfung; zur allgemeinen Stärkung

Pflanzensaftempfehlungen bei Gewichtsproblemen	
Löwenzahnsaft Zinnkrautsaft	Zur Anregung des Kohlehydrat- und Fett-Stoffwechsels; zur Anregung der Verdauung; entschlackt, reich an Kieselsäure
Brennnesselsaft	Steigert den Grundumsatz (Stoffwechselorgane)
Artischockensaft	Zur Steigerung des Fettstoffwechsels
Schwarzrettichsaft	Unterstützt Leber-, Gallen- und Darmtätigkeit

Pflanzensaftempfehlungen bei Schlafstörungen/Herzklopfen	
Baldriansaft Melissensaft	Fördert den Schlaf, entspannt; Melissensaft eignet sich auch gut bei nervösem Magen
Weißdornsaft	Herzkräftigend, bei Unruhe, Stress, Erschöpfung und Kreislauf-Probleme (z. B. bei Sommerhitze)

Ideale Ergänzungen:
Hormonaktive Pflanzenpräparate (Arzt!): Rotklee, Traubensilberkerze, Mönchspfeffer, Soja

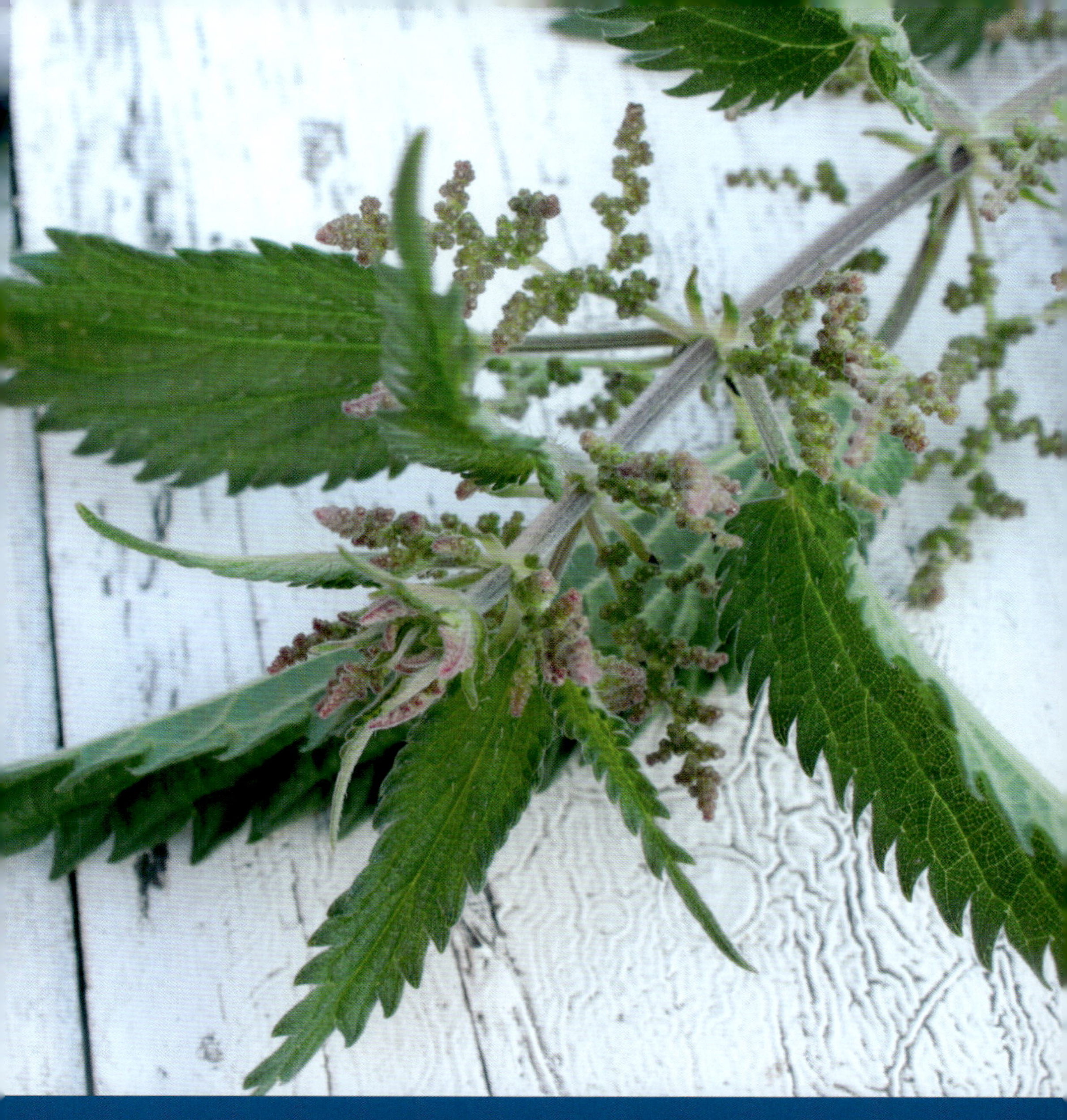

Kurzporträts: Frischpflanzensäfte und ihre Indikationen

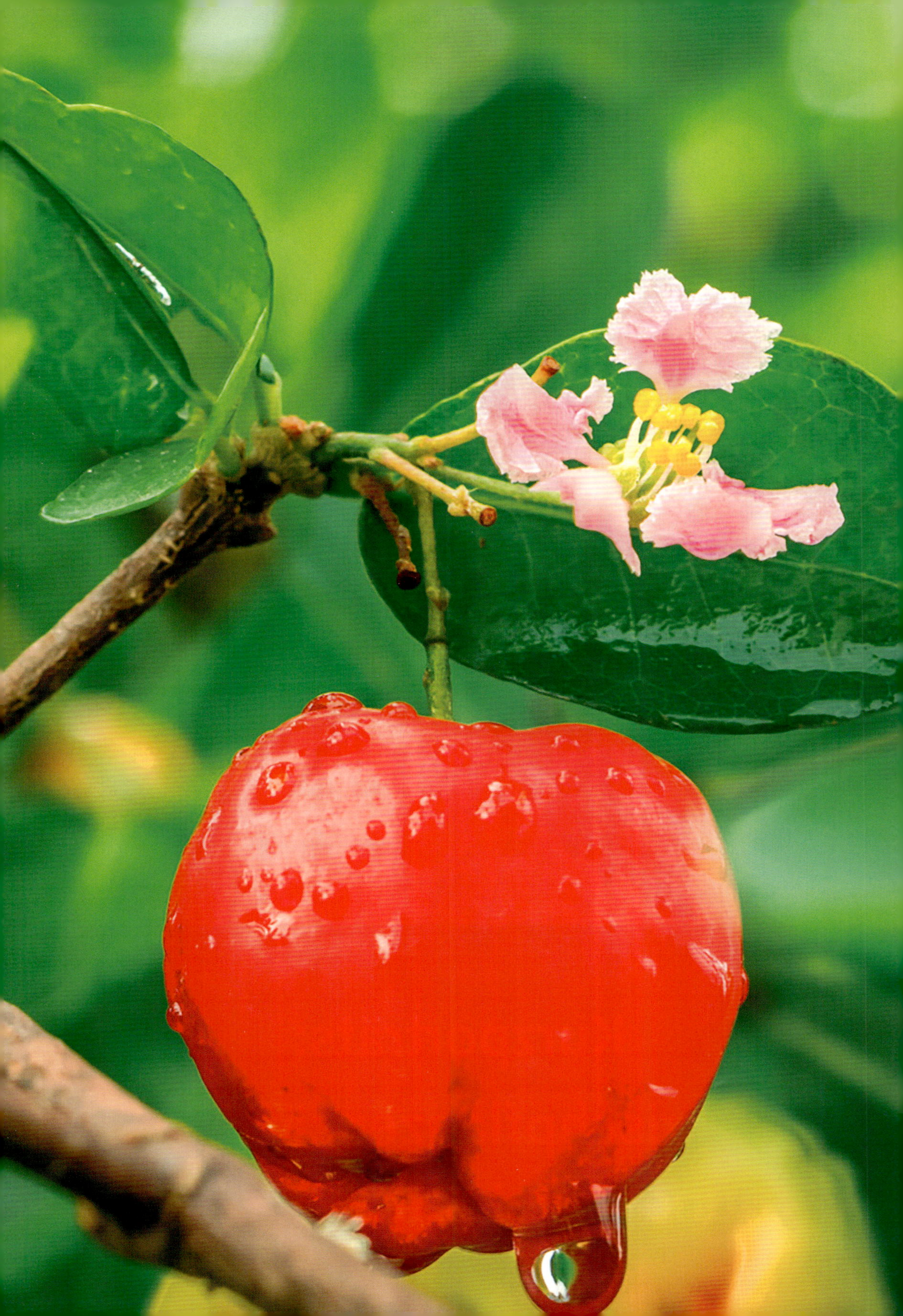

Acerola (Malpighia punicifolia L.)

Presssaft aus frischen Beeren von Malpighia punicifolia
Herkunft: Süd- und Mittelamerika, Karibische Inseln.

Inhaltsstoffe

Vitamin C (30-mal mehr als Zitrone), Vitamin B6, Provitamin A, Riboflavin, Niacin, Eisen, Kalzium, Magnesium, Flavonoide

Wirkungen

Stärkt die Widerstandskraft bei Infekten, Allergien; Radikalfänger bei Stress und körperlichen Belastungen.

Anwendungsgebiete

Vitamin-C-Spender bei erhöhtem Bedarf (z. B. Schwangere, Raucher), vorbeugend gegen Erkältungskrankheiten.

Anwendungen

Als Kur und unterstützend zu anderen Säften bei Erkältungskrankheiten, Stoffwechselkuren, Immunregulation, während der Schwangerschaft und Wachstum.

Hinweis

Natürliche Vitamin-C-Quelle für Menschen mit Citrusallergie. Lässt sich gut in Mixgetränke mischen.

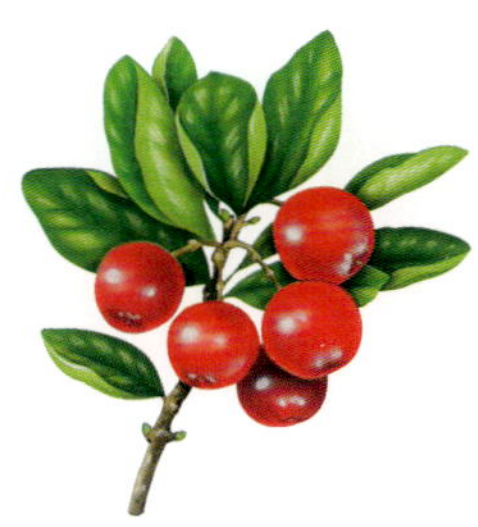

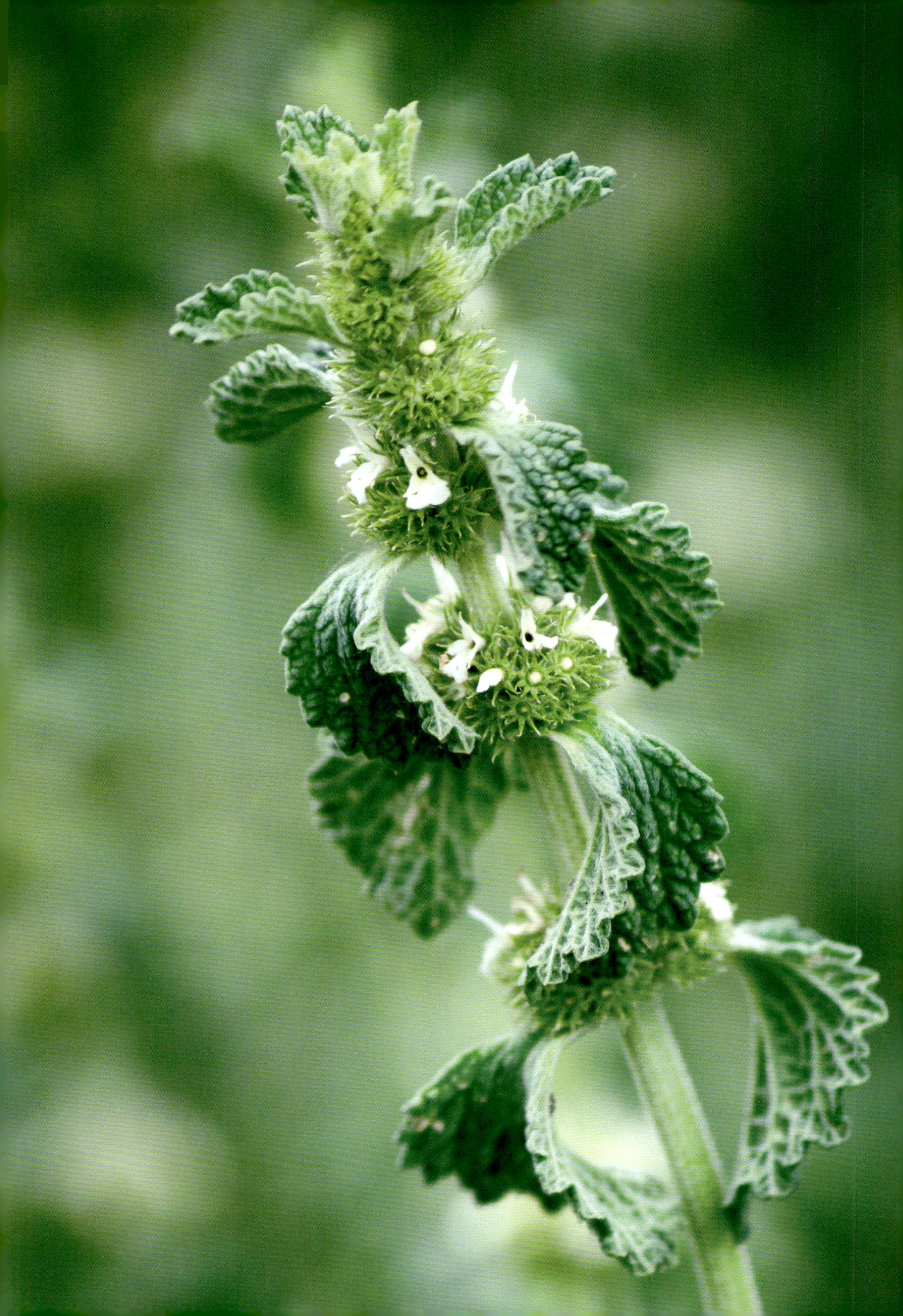

Andorn (Marrubium vulgare L.)

Presssaft aus frischem Andornkraut

Inhaltsstoffe

Gerbstoffe (bis zu 7%; bakterizid), Bitterstoffe (Diterpene der Labdanreihe), Marrubiin (Lactonspaltung erzeugt Marrubiinsäure (choleretisch), ätherische Öle (Camphen, Fenchen; (Anteil nur ca. 0,05%), Flavonoide (Aglyka: Quercetin, Luteolin)

Wirkungen

Bakterizid, entzündungshemmend, schleimlösend (expektorierend), choleretisch (Gallensaft anregend), karminativ (blähungstreibend), sekretionsfördernd (Magensaft)

Anwendungsgebiete

Dyspeptische Verdauungsbeschwerden, Reizmagen, Völlegefühl, Blähungen Appetitlosigkeit, Durchfall, Katarrhe der Luftwege, Husten, chronische Bronchitis, Altersasthma.

Tipp

Gut verträglich besonders für ältere Patienten und Kinder. Ideale Kombination mit Thymiansaft.

Historisches

Eine der bestüberlieferten Heilpflanzen. Frühe Aufzeichnungen z. B. bei Dioskurides, Hippokrates und Hildegard von Bingen.

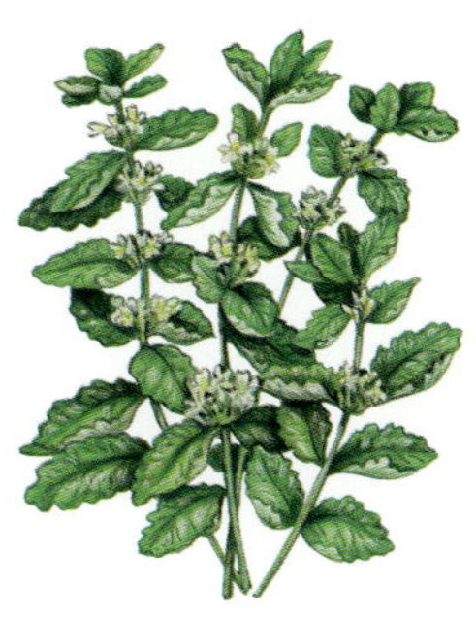

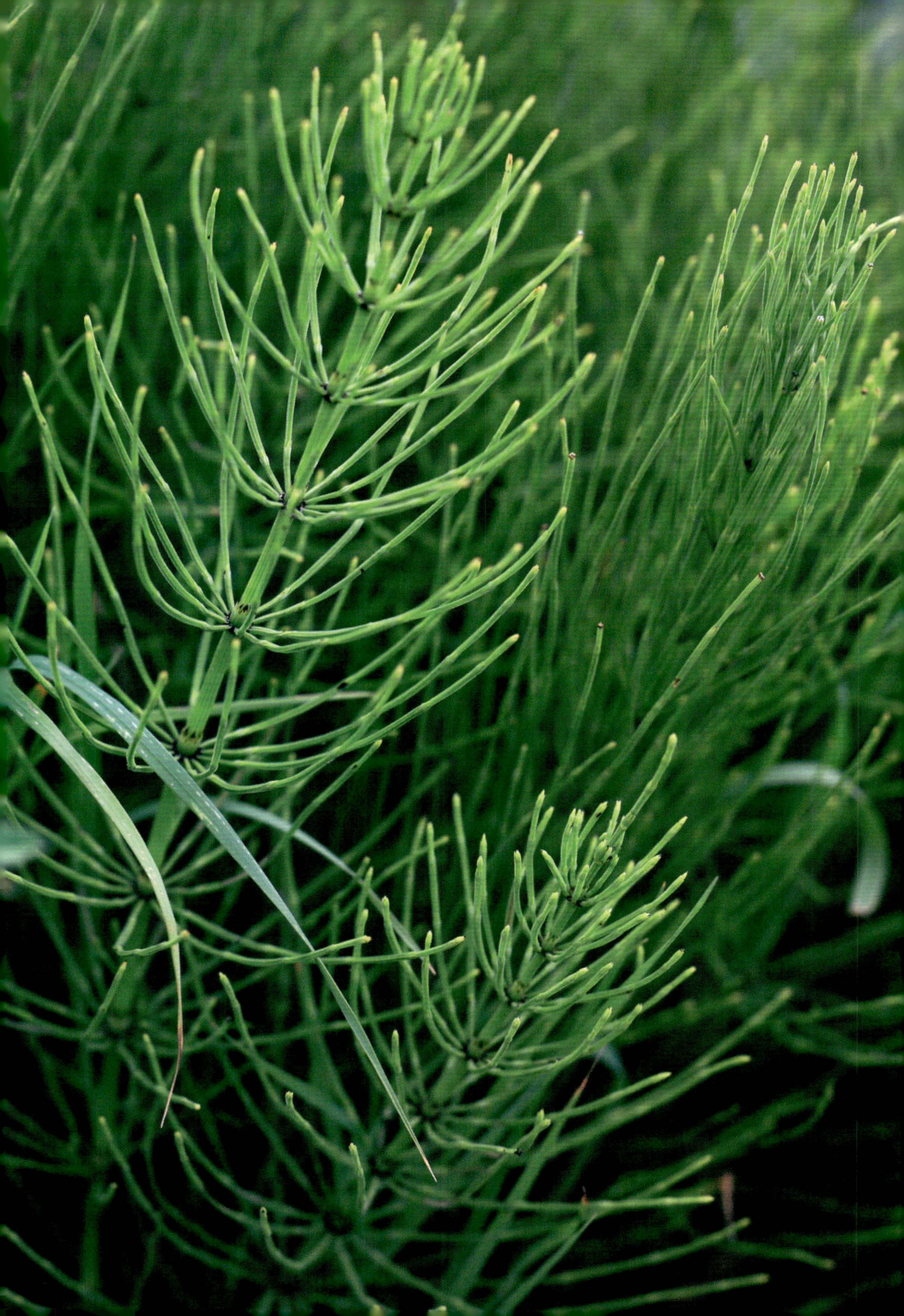

Acker-Schachtelhalm (Equisetum arvense L.)

Presssaft aus frischem Acker-Schachtelhalm-Kraut (auch Zinnkraut genannt)

Inhaltsstoffe

Mineralische Bestandteile (ca. 10 %): Kieselsäure, Kalium, Magnesium; Phytosterine, Bitterstoffe, Flavonoide, Saponine, Sterole, Spuren von Alkaloiden

Wirkungen

Harntreibend, bindegewebsfestigend, stoffwechselanregend, immunstimulierend, entzündungshemmend, bakterizid, antioxidativ, diuretisch, wundheilend und blutstillend

Anwendungsgebiete

Rheumatische Beschwerden, Osteoporose, Gicht, Husten (in Kombination mit Huflattich, Spitzwegerich), Entzündungen der ableitenden Harnwege, Nierengrieß, brüchige Haare und Nägel, Bindegewebeschwäche. Äußerlich: Unterstützende Behandlung bei schlecht heilenden Wunden, Schwellungen und Frostbeulen.

Kontraindikationen

Nicht bei Ödemen infolge eingeschränkter Herz- und Nierentätigkeit anwenden.

Hinweis

Acker-Schachtelhalm festigt das Bindegewebe und verstärkt die Entwicklung der Leukozyten (Mobilisierung der Abwehrkraft).

Stoffwechselkur: Zinnkraut, Brennnessel, Birke, Löwenzahn

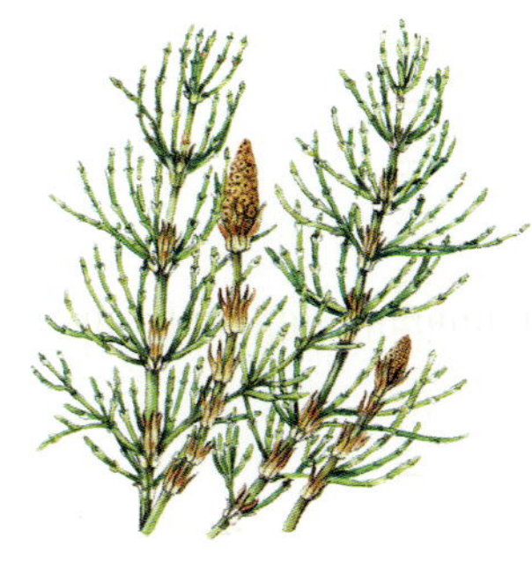

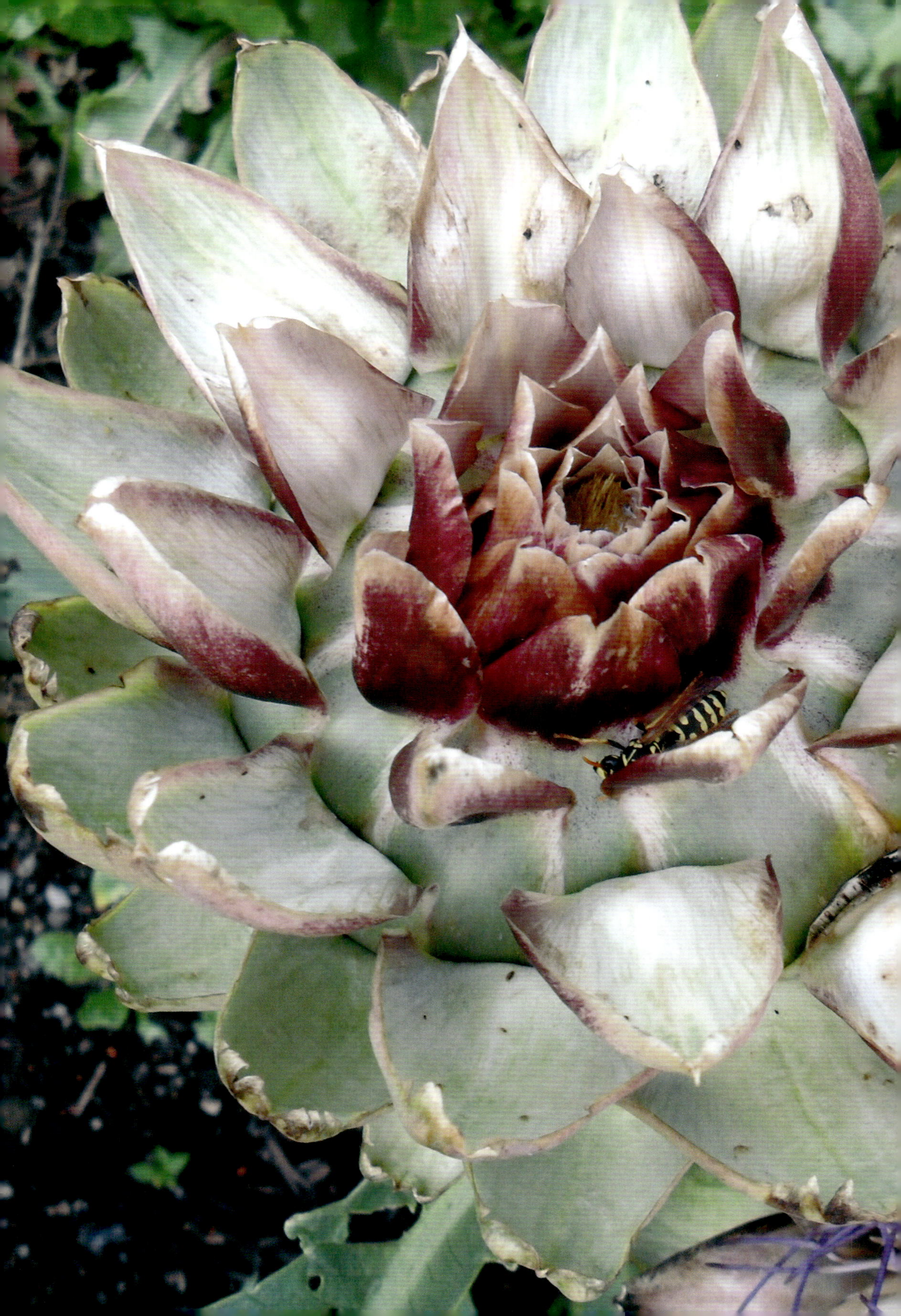

Artischocke (Cynara scolymus L.)

Presssaft aus frischen Artischockenblütenknospen

Inhaltsstoffe

Verschiedene Ester aus China- und Kaffeesäure (Caffeoylchinasäuren, darunter Cynarin und Chlorogensäure); Flavonoide (Luteolin, Cynarosid, Scolymosid); Bitterstoffe (Sesquiterpenlactone, darunter Cynaropikrin zu mehr als 50 %)

Wirkungen

Choleretisch, cholesterinsenkend (Hemmung der Synthese von Cholesterin in den Leberzellen und Erhöhung der Cholesterinausscheidung; Studie von Gebhardt[i]), dyspeptisch, lipidsenkend, positive Beeinflussung des LDL/HDL-Verhältnisses, leberschützend (hepatoprotektiv), anti-sklerotisch, antioxidativ.
Cholesterin wird vermehrt ausgeschieden; das restliche Cholesterin wird im Körper zu Gallensäuren umgewandelt.

Anwendungen

Verdauungsstörungen (insbesondere bei Fettunverträglichkeit), Hyperlipidämie, als Leberschutz zum Beispiel bei Medikamenteneinnahme, Senkung des Cholesterinspiegels, zur Schlankheitskur als Verdauungsunterstützung, als Aperitif vor fettreichen Mahlzeiten.

Kontraindikationen

- Verschluss der Gallenwege, Gallensteinleiden (Arzt!)
- Allergien gegen Artischocke und andere Korbblütler

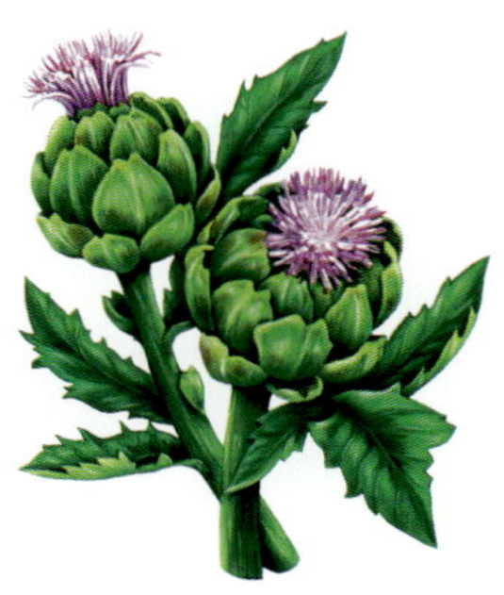

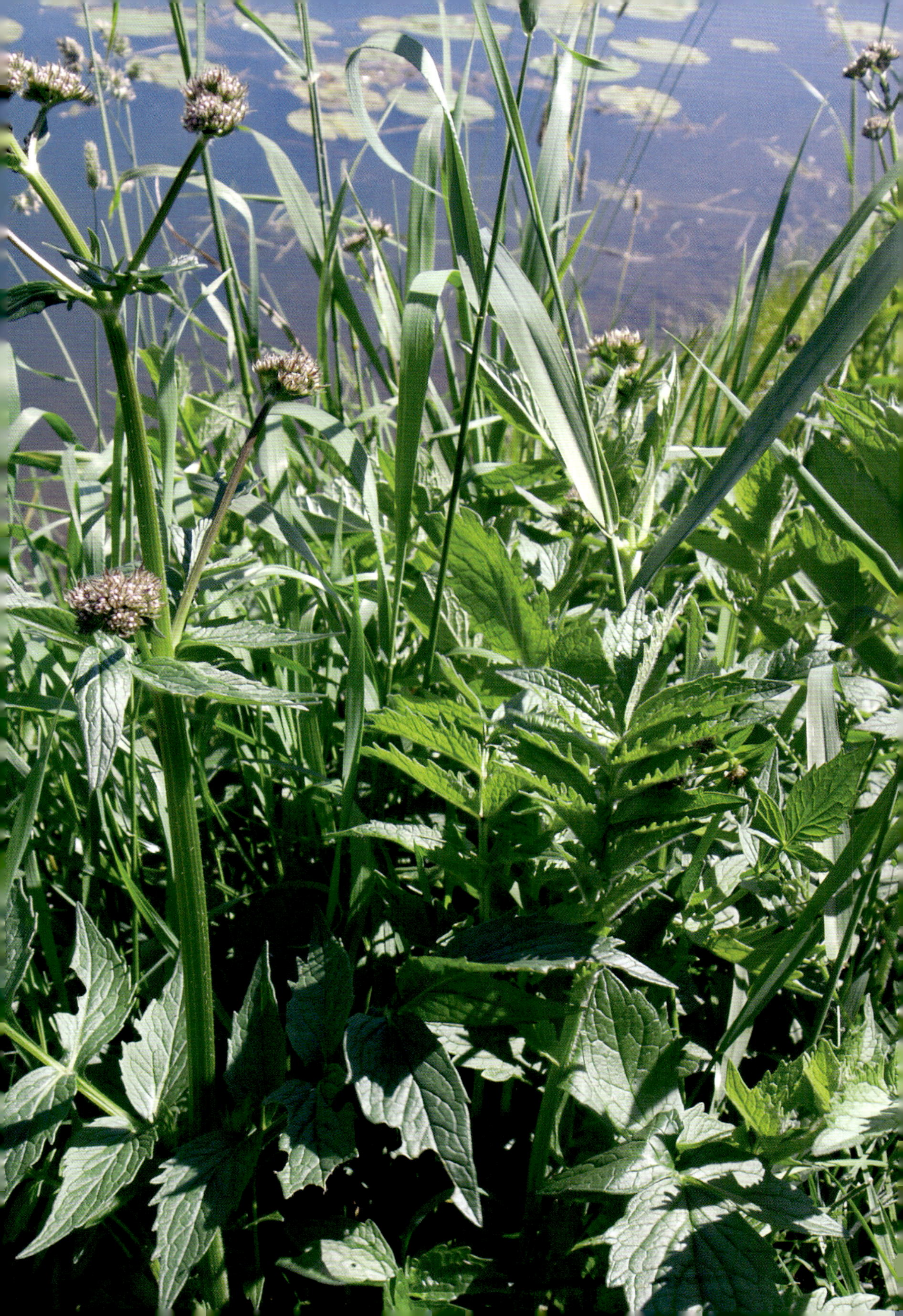

Baldrian (Valeriana officinalis)

Presssaft aus der frischen Baldrianwurzel

Inhaltsstoffe

Ätherisches Öl mit Mono- und Sesquiterpenen, Isovaleriansäure, Valepotriate, Lignane, Kaffeesäurederivate, Aminosäuren, Duftstoff Actinidin

Wirkungen

Beruhigend, krampflösend, sedierend, nervenstärkend, Baldrianwurzel enthält sogenannte Schlaflignane, die entspannen, ohne müde zu machen

Anwendungen

Unruhezustände, Nervosität, Spannungszustände, Rastlosigkeit und Erregbarkeit, nervöse Einschlafstörungen, Konzentrationsschwäche, Unausgeglichenheit bei Hormonschwankungen, Wechseljahre, prämenstruelles Syndrom (PMS), nervöse Magen-Darmstörungen

Nebenwirkungen

Eventuell leichte Magen-Darmbeschwerden

Hinweis

Die Wirkung von Baldrian setzt erst nach einer längeren Einnahmedauer von mindestens 10–14 Tagen ein. Sinnvoll ist eine kurmäßige Anwendung.

Die genaue Dosierung des Arzneimittels beachten!

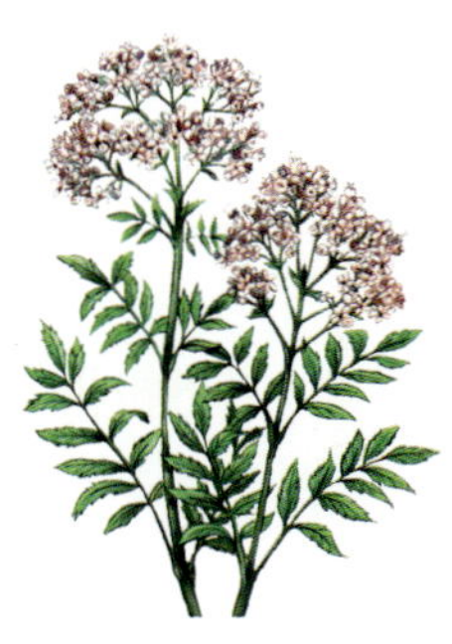

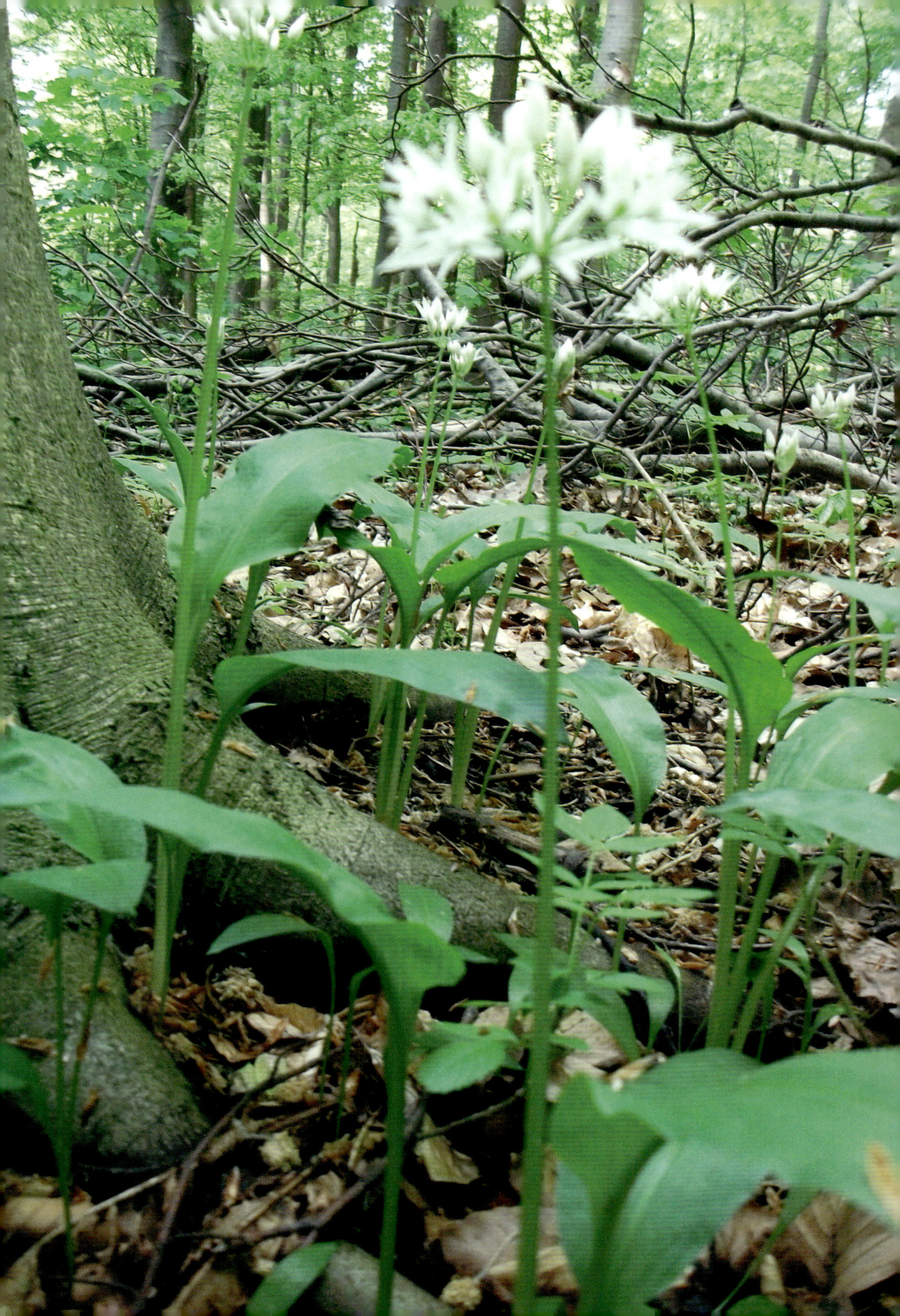

Bärlauch (Allium ursinum L.)

Presssaft aus frischem blühenden Bärlauchkraut

Inhaltsstoffe

Lauchöl mit schwefelhaltigen Verbindungen (Allicin), Flavonoide, Vitamin A, B, C, Mineralstoffe, Spuren von Prostaglandinen

Wirkungen

Antibakteriell, choleretisch, cholekinetisch und karminativ (Sekretionsanregung im Magen-Darm-Bereich), günstiger Einfluss auf Blutfettwerte (Lauchöl, Flavonoide), vorbeugend gegen Arteriosklerose, schwach antithrombotisch

Anwendungen

Bärlauch enthält die gleichen Wirkstoffe wie Knoblauch und wird volksmedizinisch auch wie dieser eingesetzt. Unterschiedliche Begleitstoffe im Bärlauch verhindern jedoch eine dem Knoblauch ähnliche unangenehme Geruchsbildung. Die etwas abgeschwächte Wirkungsweise wird durch Erhöhung der Dosis ausgeglichen.

Hinweis

- Gut für die Blutgefäße
- Sinnvolle Ergänzung bei erhöhten Cholesterinwerten
- Die bioaktiven Stoffe des Bärlauchs regen die Verdauungsenzyme an, tragen zum Erhalt einer gesunden Darmflora bei und unterstützen damit auch das Immunsystem

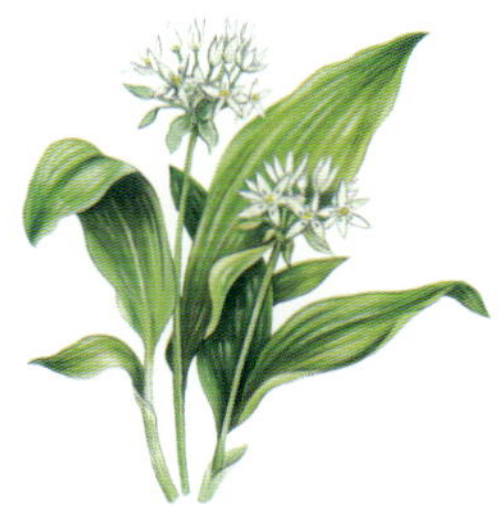

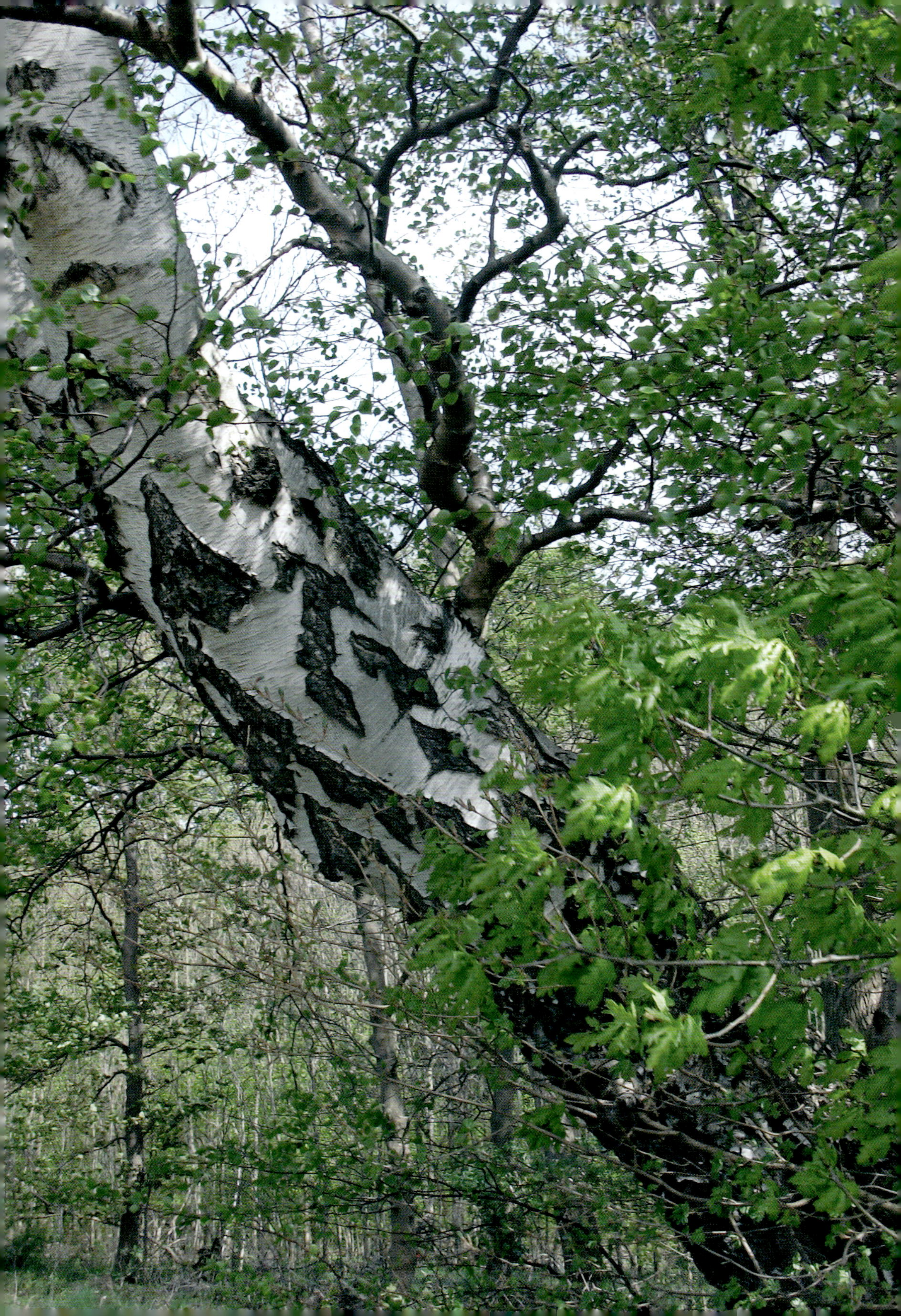

Birke (Betula pendula aut pubescens aut alba)

Presssaft aus frischen Birkenblättern

Inhaltsstoffe

Blätter: Flavonoide, ätherisches Öl, Bitterstoffe, Gerbstoffe, Saponine, Vitamin C, Triterpene u. a., Mineralstoffe, Kalium, Kalzium u. a.

Wirkungen

Diuretisch (harntreibend), antibakteriell, antientzündlich, sekundär krampflösend und entzündungswidrig, Vermehrte Ausscheidung von harnpflichtigen Substanzen, entsäuernd, schonend für das Nierengewebe

Anwendungen

Durchspülungstherapie der Harnwege bei bakteriellen oder entzündlichen Erkrankungen der ableitenden Harnwege, unterstützende Behandlung bei rheumatischen Beschwerden, zur Vorbeugung und Austreibung von Harnstein- und Nierengrieß, Hautunreinheiten, Akne, Rheuma, Gicht, Haarausfall; als Frühjahrskur

Kontraindikationen

Ödeme aufgrund eingeschränkter Herz- und Nierentätigkeit

Hinweis

Gut als Langzeittherapie geeignet. Keine Gefahr der Gewöhnung oder schädlicher Nebenwirkungen wie z. B. Elektrolythverschiebungen

Wichtig: Während einer Durchspülungstherapie ist auf eine vermehrte Trinkmenge zu achten.

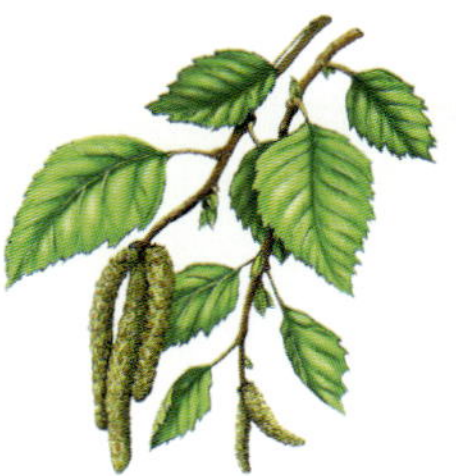

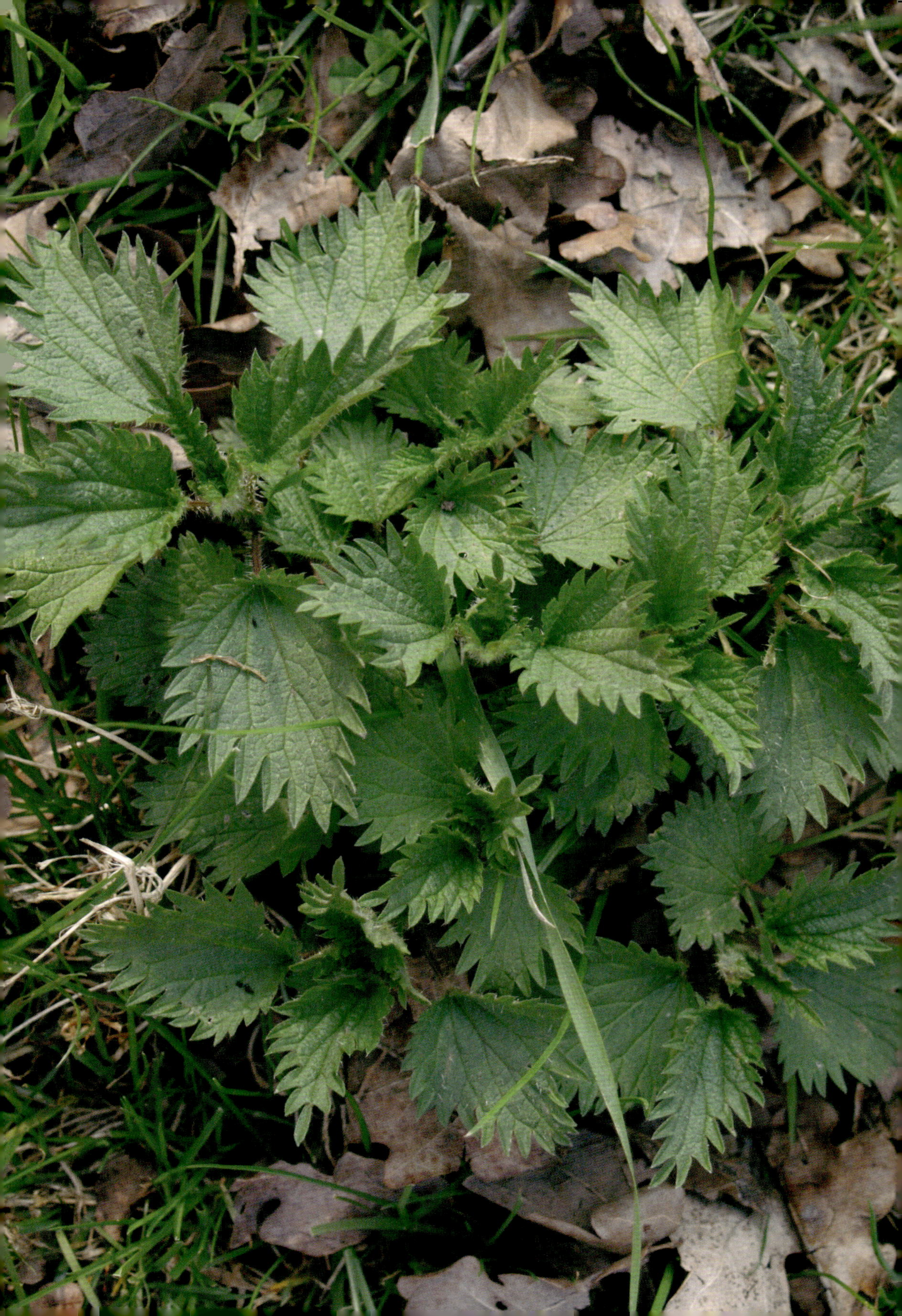

Brennnessel (Urtica dioica L.)

Presssaft aus frischem Brennnesselkraut

Inhaltsstoffe

Flavonoide, Carotinoide, Biogene Amine (Histamin, Acetylcholin), hoher Anteil an Mineralsalzen wie Kalium, Kalzium, Magnesium, Kieselsäure; Eisen, Mangan, Kupfer

- Wurzeln: Sistosterole, Stereolet
- Früchte/Samen: Vitamin E, Kieselsäure, Vitamin C

Wirkungen

Diuretisch, starke Ausschwemmung von Chloriden und Harnstoff (dadurch sekundär ausschwemmend), bindegewebestärkend, stark stoffwechselanregend, entzündungshemmend

Anwendungen

Zur Durchspülung bei entzündlichen Erkrankungen der ableitenden Harnwege und zur Unterstützung bei rheumatischen Beschwerden, Anämie, zur Blutreinigung, bei Entzündungen, Hautleiden, Linderung von Schmerzen und Juckreiz
Zur Frühjahrs- oder Herbstkur, zur Verbesserung der Hautfeuchtigkeit und Elastizität in Kombination mit Löwenzahnsaft
Brennnesselwurzelextrakte: Bei Prostatabeschwerden

Kontraindikationen

Bei Ödemen infolge eingeschränkter Folge von Herz- und Nierentätigkeit

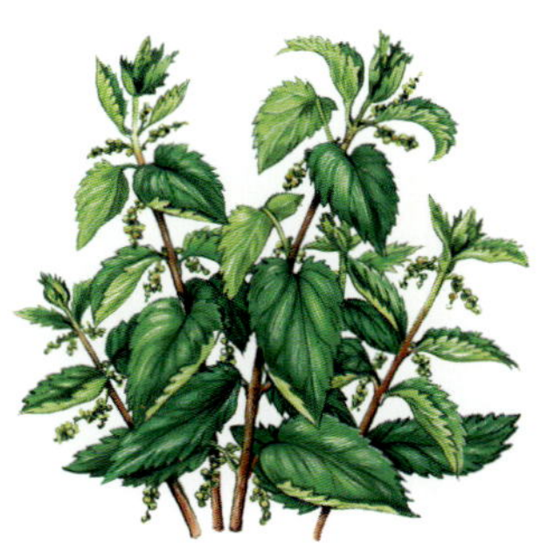

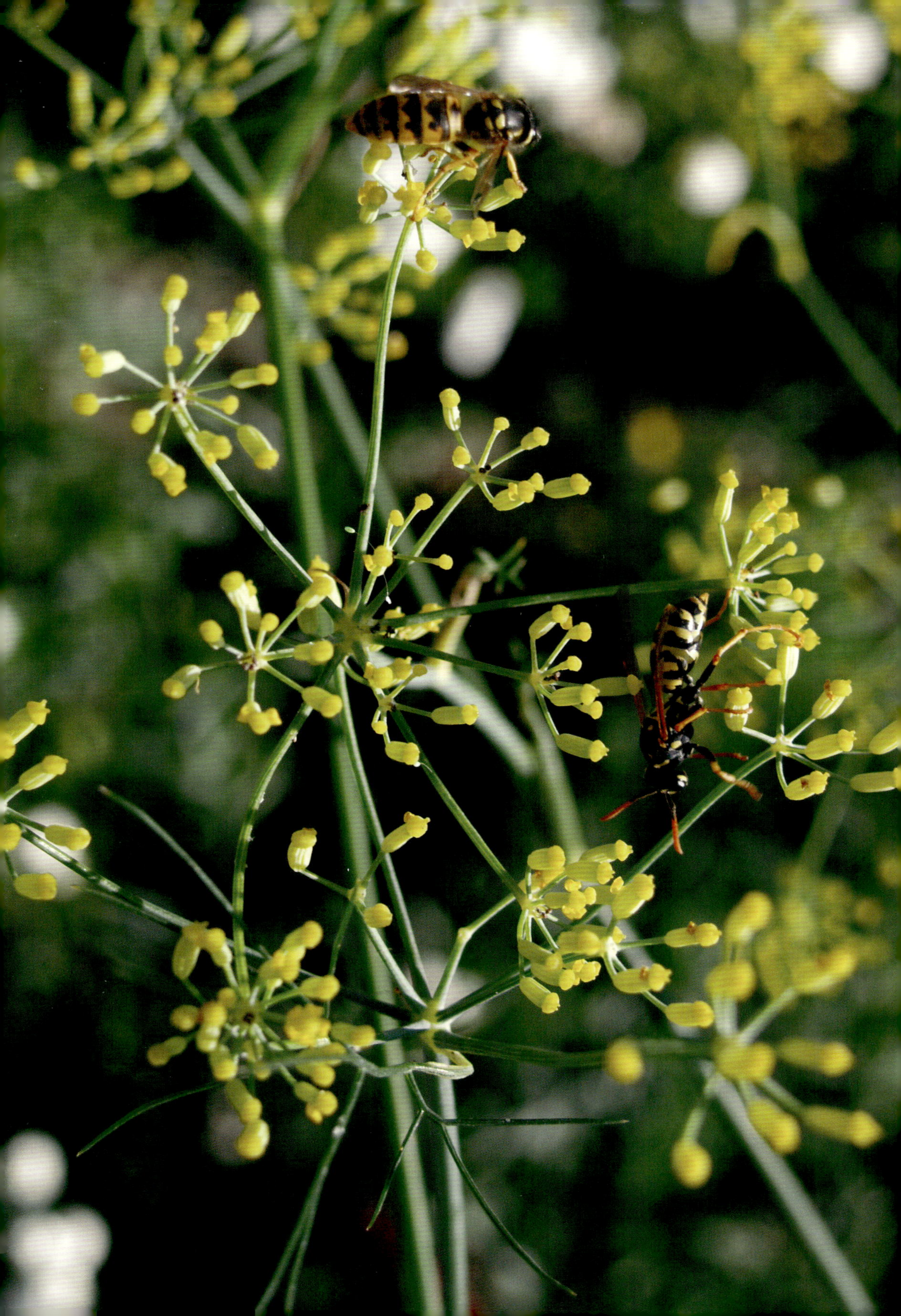

Fenchel (Foeniculum vulgare)

Presssaft aus der Fenchelknolle mit Kraut

Inhaltsstoffe

Knolle/Kraut: Mineralsalze: Kalium, Kalzium, Magnesium, Eisen; Vitamin A, B, C, Folsäure; ätherische Öle
Samen: Ätherische Öle, Flavonoide

Wirkungen

Förderung der Magen-Darm-Motilität, karminativ, leicht krampflösend, beruhigend

Anwendungen

Fenchelsaft: besonders bewährt bei Reizdarmsyndrom, Blähungen und Völlegefühl, beruhigt die Verdauung und die Nerven

Hinweis

Die Volksmedizin verwendet sowohl Knolle als auch Kraut.
Hustenmittel: Fenchelhonig

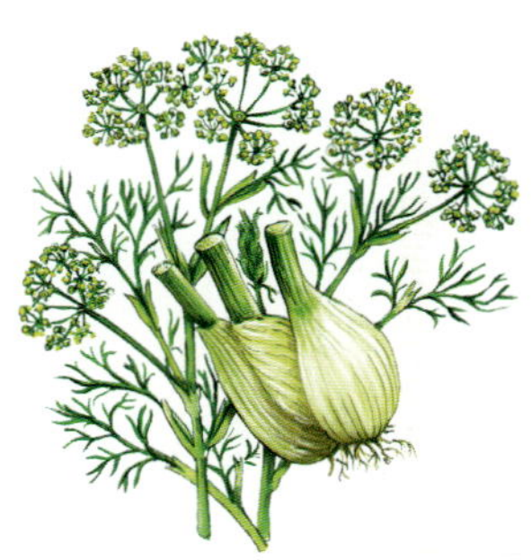

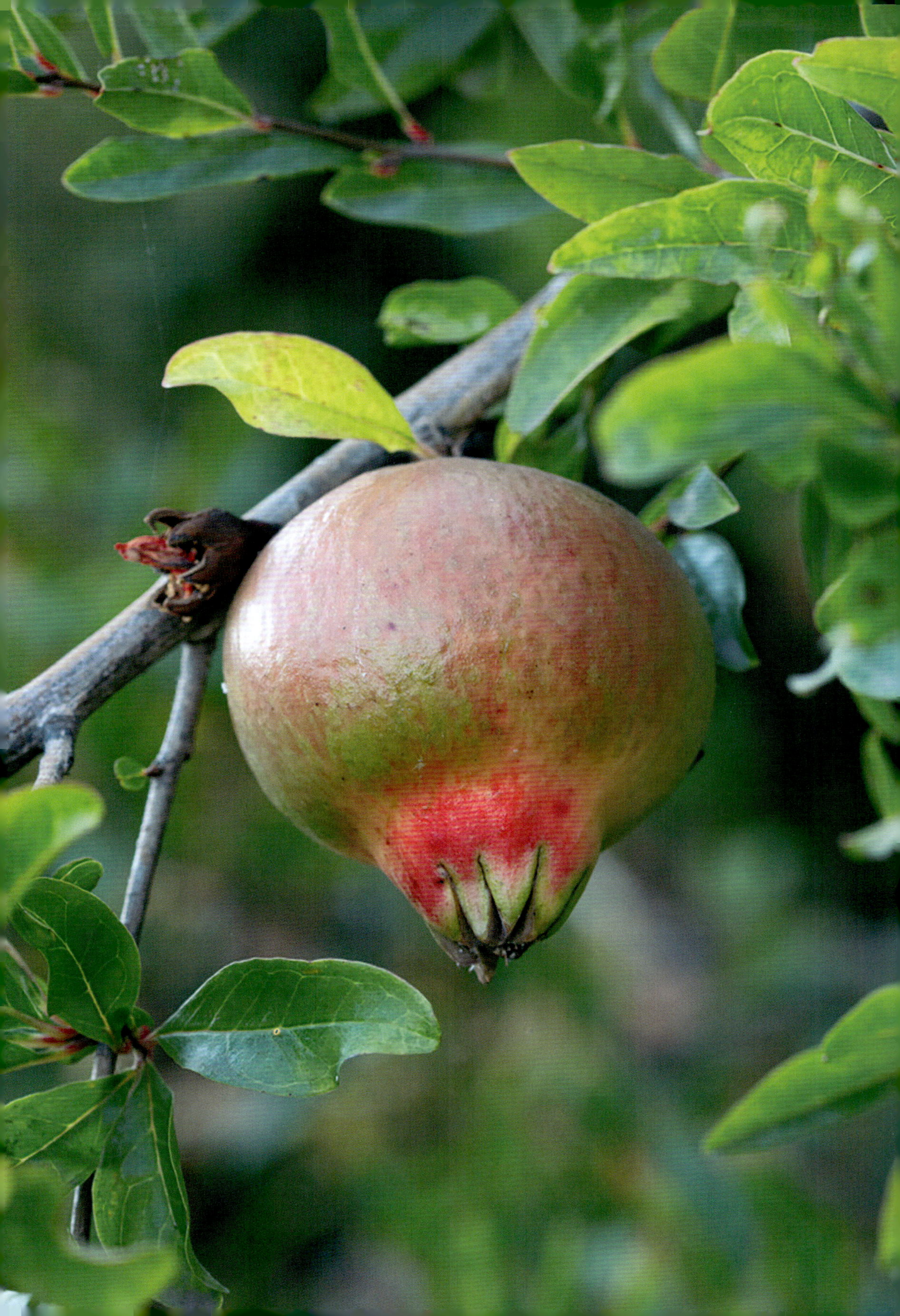

Granatapfel – Muttersaft (Punica granatum L.)

Presssaft aus der ganzen Frucht mit Schale

Inhaltsstoffe

Polyphenole gegliedert in Tannin-Gerbstoffe (saure Polysaccharide, wichtigstes Tannin ist das Punicalagin) und Anthocyane (rote Bioflavonoide); Vitamin C, Mineralstoffe

Wirkungen

Antioxidativ (Radikalfänger, Oxidationsschutz), vitalitätssteigernd, cholesterinsenkend, Verminderung der schädigenden Wirkung freier Radikale, Einfluss auf die Zellalterung

Anwendungen

Vorbeugend oder als Zellschutz vor schädigenden Umwelteinflüssen und Infektionen, als Herz-Kreislauf-Schutz, zur Rekonvaleszenz nach Erkrankungen

Hinweis

Die Wirkungsweise des oben beschriebenen Granatapfelsaftes hängt wesentlich von der Zusammensetzung und nicht alleine vom Polyphenolgehalt ab. Wichtig ist die Verwendung der ganzen Frucht inklusive Schale, denn diese ist der Sitz der wertvollen Anthocyane und des Punicalagins, welches 50% der antioxydativen Kapazität ausmacht.

Historisches

Die Rinde des Granatapfelbaumes (Granatrinde, Granatbaumrinde, Cortex granati) ist giftig. Dennoch war sie früher ein beliebtes Bandwurmmittel.

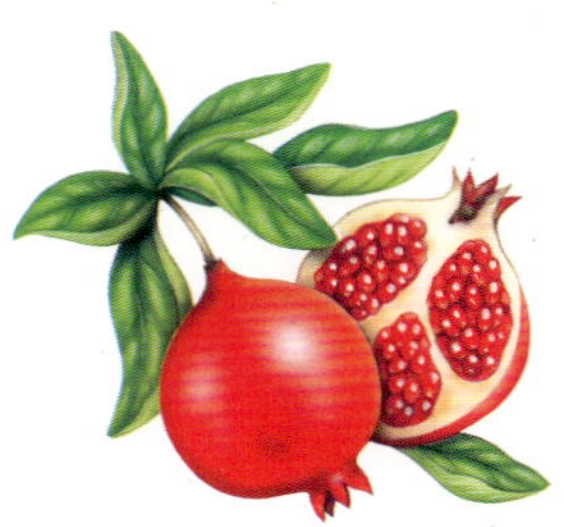

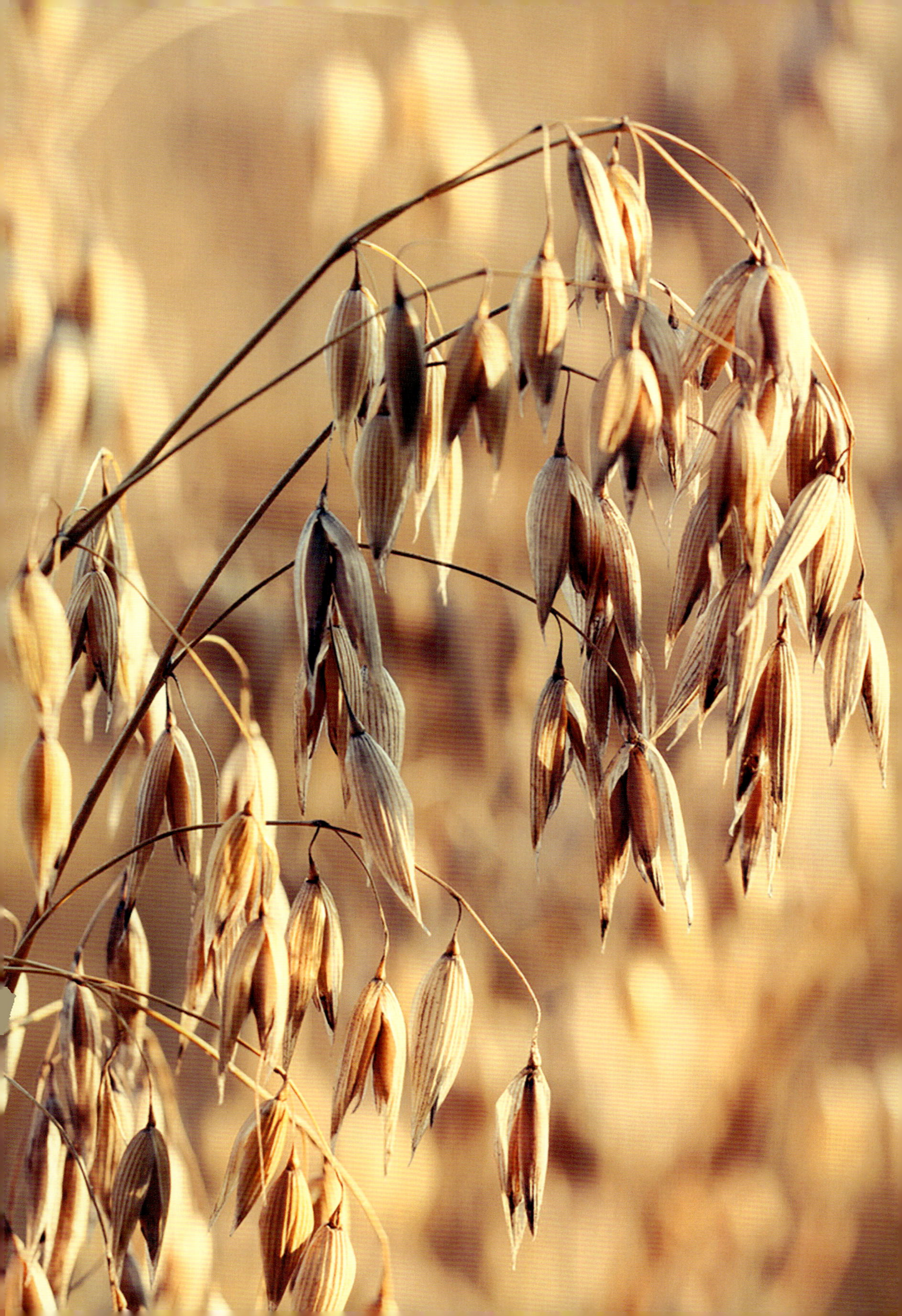

Hafer (Avena sativa L.)

Presssaft aus frischem Haferkraut

Inhaltsstoffe

Vitamine (B-Gruppe, K, E, Provitamin A), Flavonoide, Mineralien (Kieselsäure, Kalzium, Magnesium, Eisen, Kupfer, Zink, Phosphor, Mangan), Tocotrienole (Antioxidantien, vergleichbar mit Vit. E), (Steroid-)Saponine (Avenacosid A, B; Schutz und Aktivierung des Immunsystems), Spurenelemente (Bor, Jod), Aminosäuren (Avenasäure A und D), Kohlenhydrate (Oligo-und Polysaccharide; u. a. beta-Glucan)

Wirkungen

Beruhigend, kräftigend, aufbauend, nervenstärkend, schlaffördernd; tonisierend

Anwendungen

Allgemeine Schwächezustände, Ernährungsstörungen, nervöse Erschöpfung, Schlaflosigkeit, Nervenschwäche, Rekonvaleszenz, nervöse Angstzustände, Senkung des Harnsäurespiegels, Rheuma, Gicht, Herz- und Kreislaufstärkung, Hautausschläge

Hinweis

Haferpflanzensaft ist gut verträglich. Empfehlenswert ist eine längere Einnahmedauer von mindestens 4 Wochen. Bis zum Eintritt der Wirkung vergehen ein paar Tage.
Haferflocken sind ein bewährtes Diätetikum. Ihre Faserstoffe (beta-Glucane) quellen im Darm und sorgen dafür, dass Fette, Cholesterin und Gallensäuren vermehrt ausgeschieden werden können.

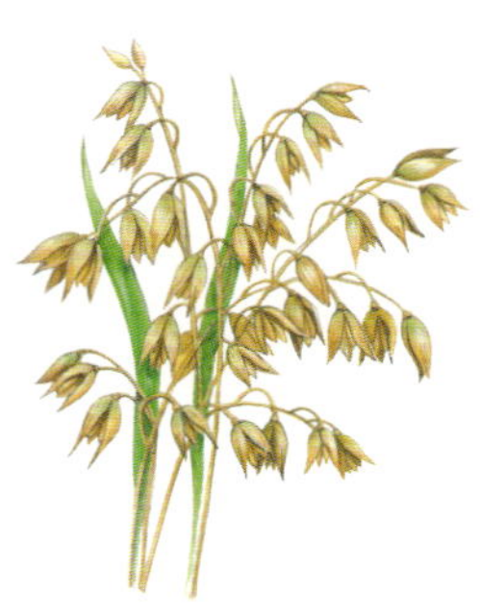

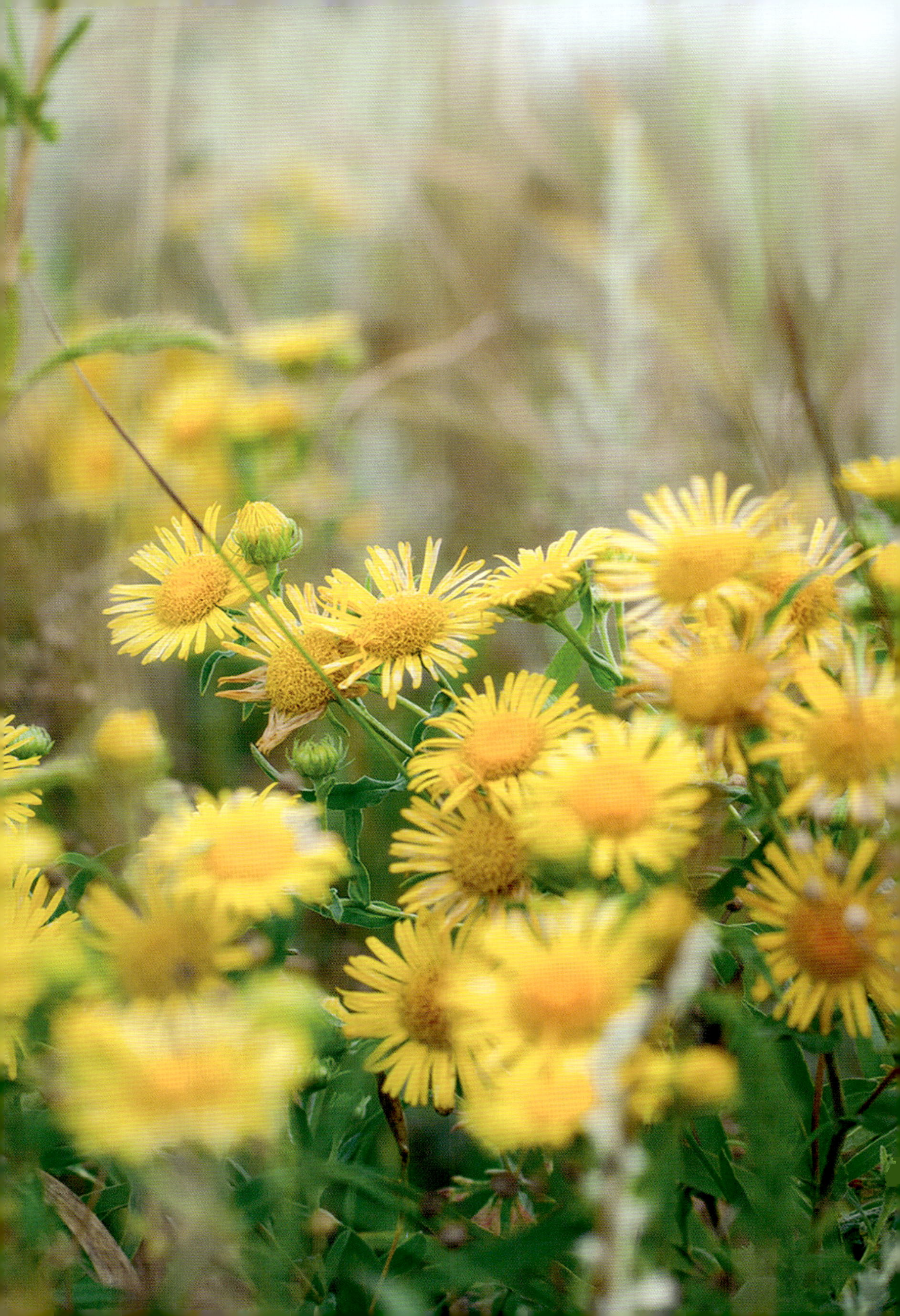

Huflattich (Tussilago farfara L.)

Presssaft aus frischen Huflattichblättern
Ausgangsmaterial: Selektion der Sorte: „Wien“ mit EU-Sortenschutz[8]

Inhaltsstoffe

Saponine, Gerb- und Bitterstoffe, Schleimpolysacharide, Pyrrolizidin-Alkaloide (PA)

Wirkungen

Schleimlösend, sekretolytisch, auswurffördernd, milderns Hustenreiz, Stärkung und Schutz für die Schleimhäute, keimhemmend

Anwendungen

Lungen- und Bronchialerkrankungen, insbesondere Reiz- und Kitzelhusten, Verschleimung, Reizungen des Mund- und Rachenraumes.

Kontraindikationen

Schwangerschaft und Stillzeit.

Hinweis

Huflattich sollte nicht länger als 6 Wochen pro Jahr angewendet werden. Der Verdacht auf Lebertoxizität und kanzerogene Wirkung führte zur gesetzlichen Begrenzung der Aufnahme unter 1 µg pro Tag.
Mit Honig gesüßt fördert die parasympathische Nervenreizung („süß“) die Bronchialsekretion und sorgt so für eine Reinigung der Bronchien.

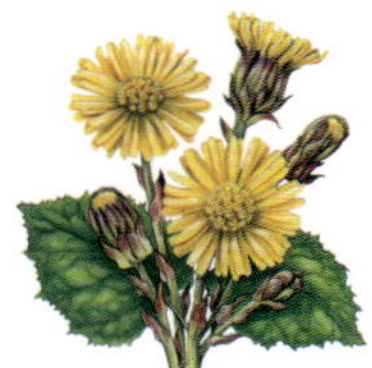

8 Ausgangsmaterial des Schoenenberger-Huflattich-Frischpflanzensaftes

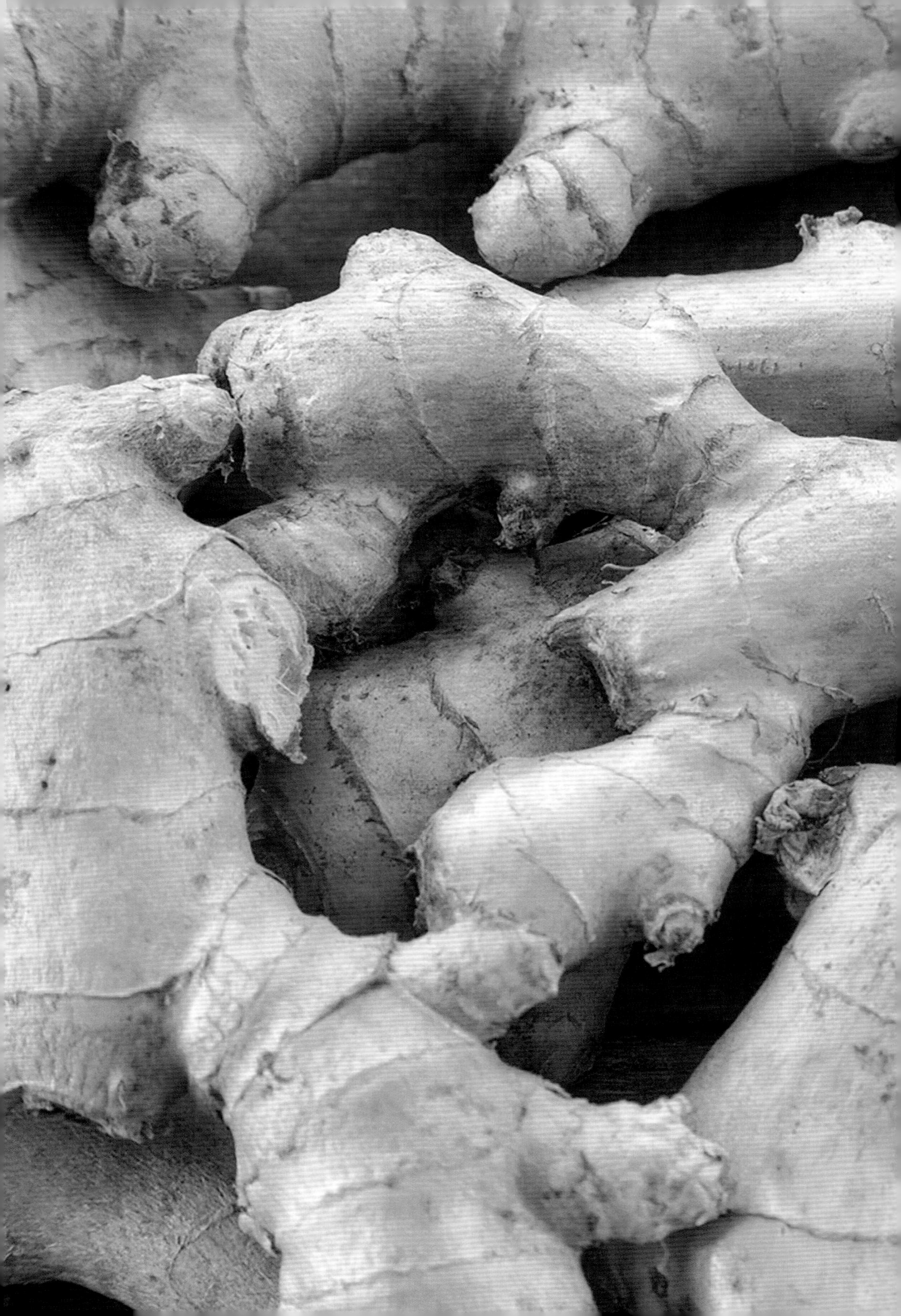

Ingwer (Zingiber officinale ROSCOE)

Presssaft aus frischen Ingwerrhizomen

Inhaltsstoffe

Scharfstoffe (ca. 3% Gingerole und Shogaole), ätherisches Öl (bis zu 3% Curcumin), Mineralien

Wirkungen

Anregung der Produktion von Speichel (Erregung der Mundschleimhaut über Wärmerezeptoren) und Magensaft; Steigerung von Tonus und Peristaltik des Darms, cholagog, antiemetischer Effekt (im Gehirn wirken die Scharfstoffe eher dämpfend); Hemmung der Prostaglandinbiosynthese (antientzündliche Wirkungsweise)

Anwendungen

Erbrechen, Magen- und Darmprobleme. In der Volksmedizin: Husten, Heiserkeit und Halsentzündung, Migräne, Rheuma, als Potenzmittel und gegen Seekrankheit

Hinweis

Bei den Fischern der Karibik wurde Ingwer schon immer als Mittel gegen die Seekrankheit eingesetzt.
In der traditionellen chinesischen Medizin spielt Ingwer schon seit mehr als 1000 Jahren eine wichtige Rolle.

Tipp

Ingwersaft kann gut in der Küche oder in Mixgetränken verwendet werden.

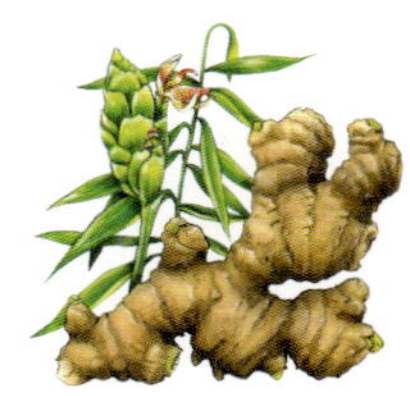

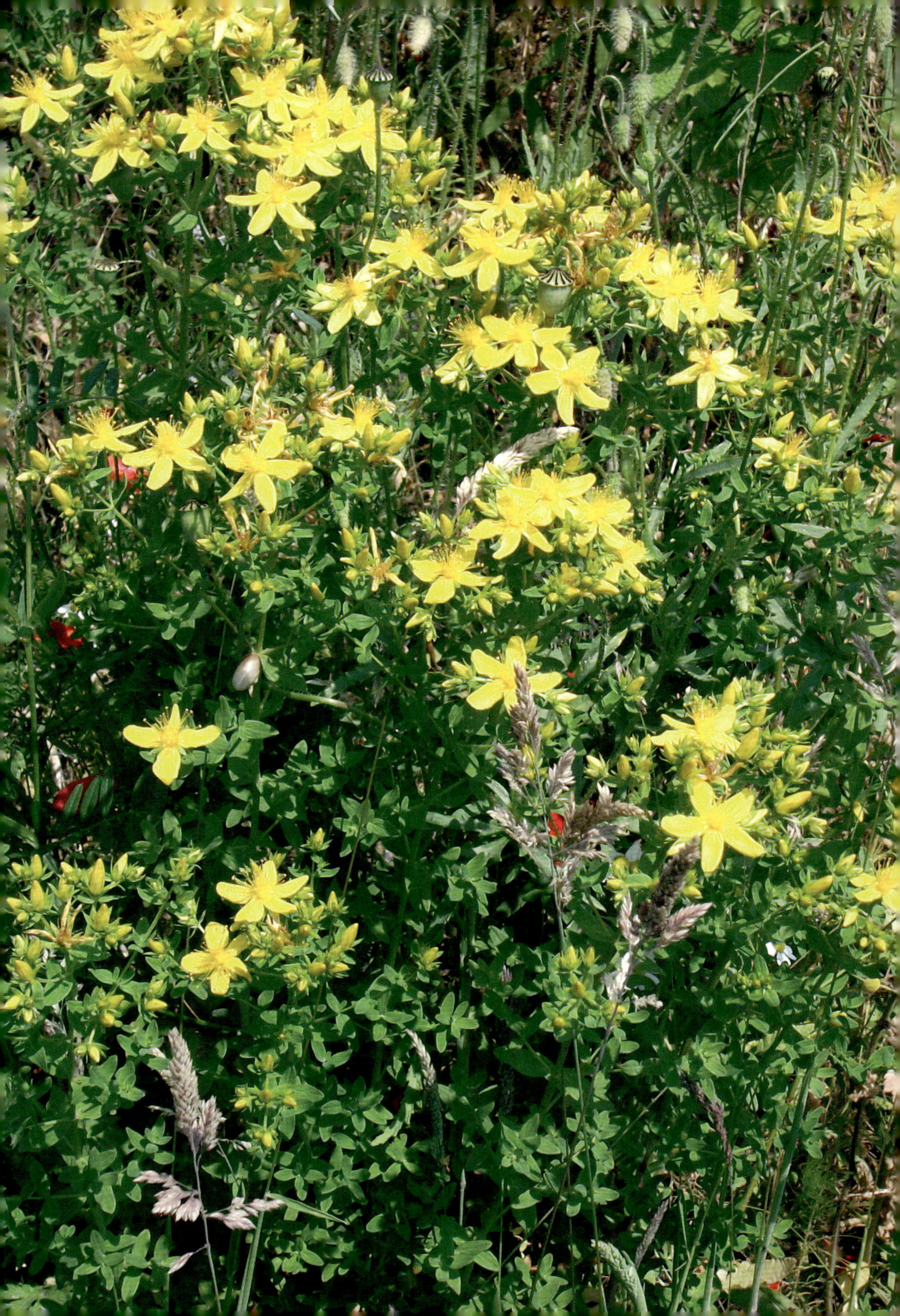

Johanniskraut (Hypericum perforatum L.)

Presssaft aus frischem blühenden Johanniskraut

Inhaltsstoffe

Ätherisches Öl, Flavonoide (Rutin, Querzidin, Hyperosid, Biflavone), Harze, Gerbstoffe, Rhodan, Hypericin (wichtigster Wirkstoff), Phlobaphene

Wirkungen

Antidepressiv, antiphlogistisch, verdauungsfördernd, gallensaftanregend, kreislaufregulierende Wirkung, leicht beruhigend und dämpfend

Anwendungen

Kreislaufregulation, Anregung der Verdauungssäfte, symptomatische/reaktive Depressionen, allgemeine Aufhellung der Stimmung, unterstützend bei vegetativer Dystonie, bei Stress, Burn-out-Syndrom, Überforderung, Überreizung

Hinweis

Die Wirkung von Johanniskraut setzt erst nach 2–3 Wochen ein. Für einen Therapieerfolg ist eine längere Einnahme erforderlich.
Johanniskrautsaft ist gut verträglich.
Johanniskraut wird eine phototoxische Wirkung nachgesagt. Hellhäutige sollten während der Einnahme von Johanniskraut starke Sonnenbäder oder Solariumbesuche meiden.

Vorsicht: Wechsel- oder Nebenwirkungen mit verschiedenen Medikamenten (Arzt oder Apotheker befragen).

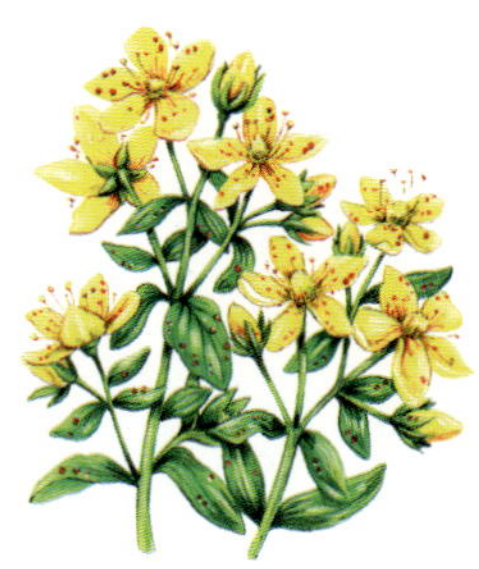

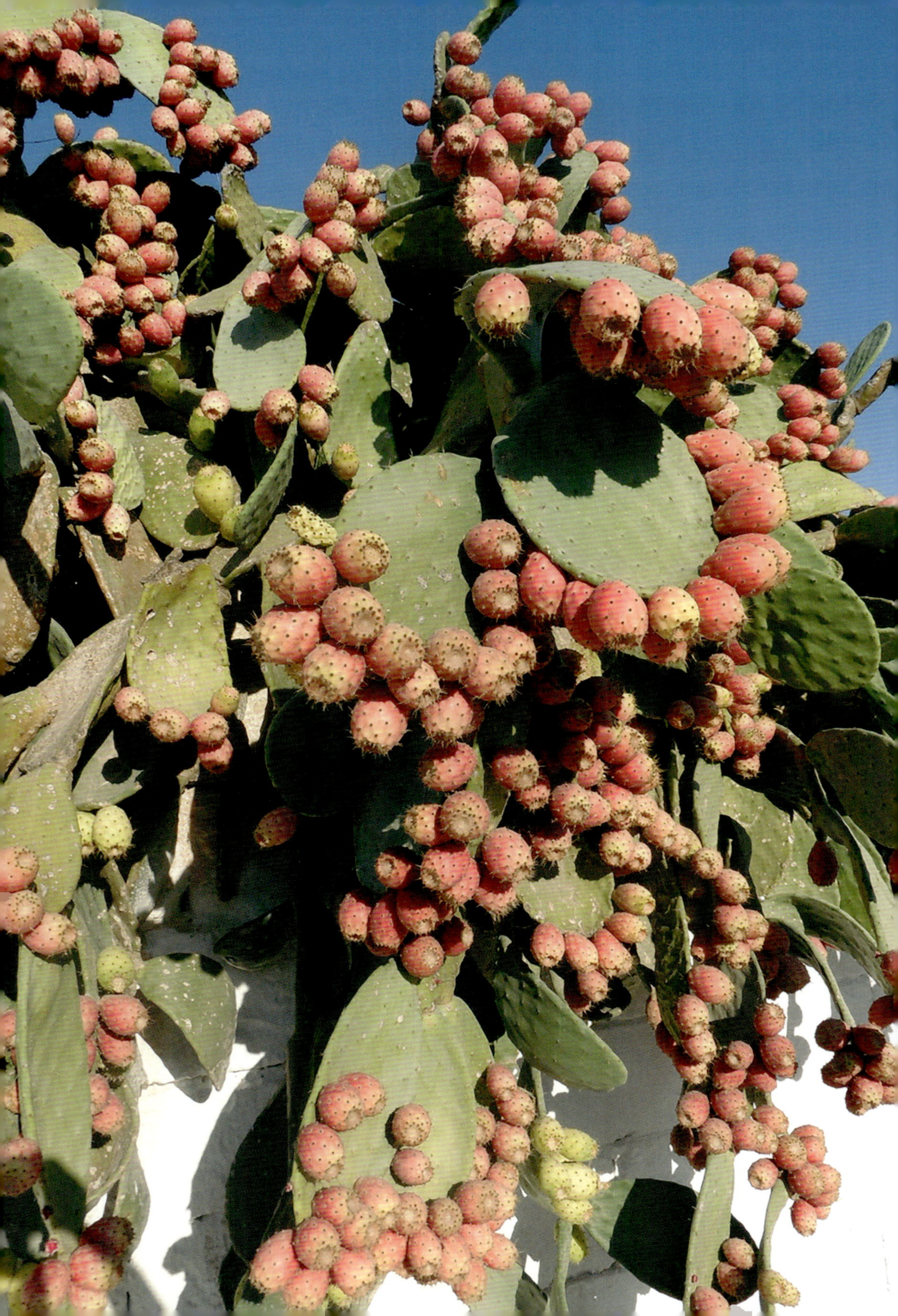

Kaktusfeige (Opuntia ficus indica (L.) MILL.)

Presssaft aus frischen Früchten

Inhaltsstoffe

Betalaine, unterteilt in Betaxanthine und Betacyane (Radikalfänger, Oxidationsschutz); ca. 15% Kohlenhydrate, bestehend aus Invertzucker (Fructose und Glucose) und Traubenzucker; Mineralstoffe (besonders hoher Gehalt an Kalzium und Magnesium)

Wirkungen

Energiespendend; Antioxidativ (Radikalfänger); Stärkung von Bindegewebe, Arterienwänden und Gelenkknorpel durch Prolin; Beruhigung der Nervenzellen (Gamma-Aminobuttersäure), gute Wirkung auf den Säure-Basen-Mineralstoffgehalt und Entgiftung von Ammoniak (Glutamin), gute Wirkung auf den Leberstoffwechsel (Serin)

Anwendungen

Rasche Energiezufuhr; Steigerung der Leistungsfähigkeit bei Sport, Stress; Rekonvaleszenz

Hinweis

Die Wirkung des Insulins ist unter Kaktusfeigenzufuhr verstärkt.
Kaktusfeigensaft eignet sich durch seinen angenehm melonenartigen Geschmack auch gut zur geschmacklichen Bereicherung von Mixgetränken.

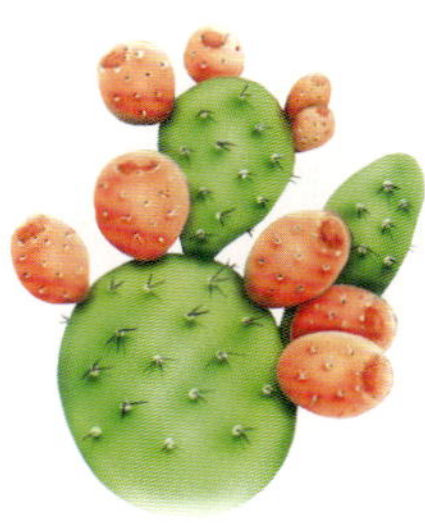

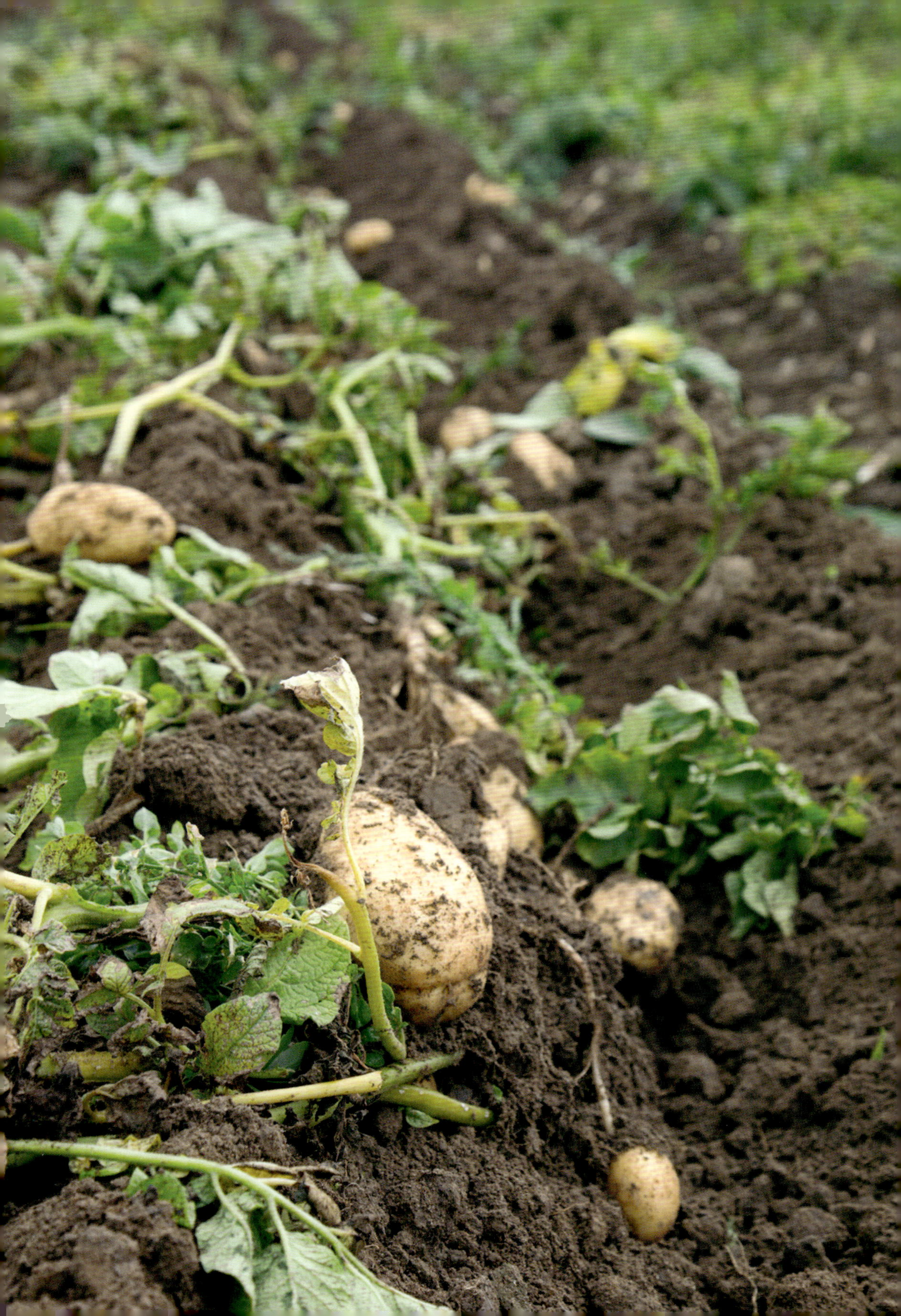

Kartoffel (Solanum tuberosum L.)

Presssaft aus frischen Kartoffeln

Inhaltsstoffe

Schleimstoffe, Mineralien (sehr kaliumreich)

Wirkungen

Bindet Magensäure (verringert dadurch auch das Hungergefühl), Schleimhautschutz für Magen- und Darmschleimhäute; entwässernd, Förderung der Ausscheidung von Stoffwechselendprodukten

Anwendungen

Traditionell angewendet zur Unterstützung der Magenfunktion, besonders bei Sodbrennen als Magenschleimhautschutz, unterstützend bei Schlankheits- und Säure-Basen-Aktiv-Kuren (hoher Basenanteil).

Hinweis

Mit Schoenenberger naturreinem Frischpflanzensaft Kartoffel liegen gute Erfahrungen in Schwangerschaft und Stillzeit vor.

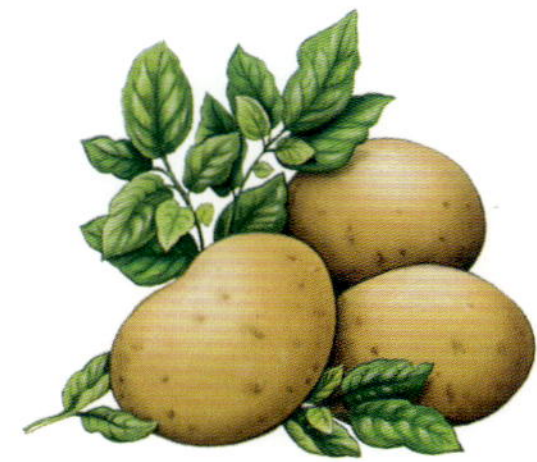

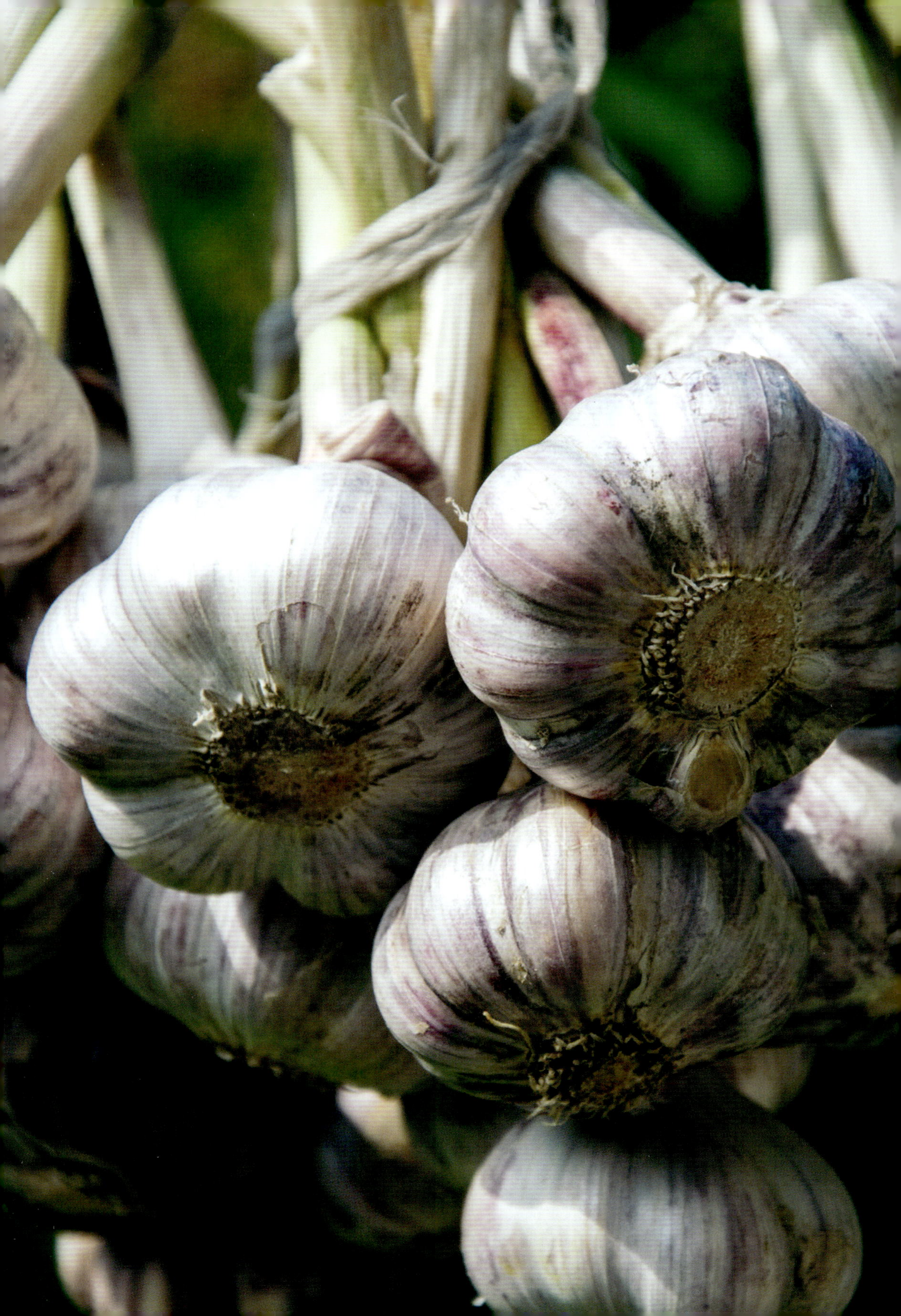

Knoblauch (Alium sativum L.)

Presssaft aus frischem Knoblauch (min. 60%) und Wasser

Inhaltsstoffe

Sulfide, Allizin, Terpene, Saponine, Polyphenole, Karotinoide

Wirkungen

Blutfettspiegel- und cholesterinspiegelsenkend (Sulfide), antibakteriell, darmaktivierend (Sulfide), abwehrsteigernd (Allizin), verdauungsanregend

Anwendungen

Vorbeugend und zur Behandlung von Arteriosklerose und Bluthochdruck, Durchblutungsanregung, Normalisierung der Darmflora

Kontraindikationen

Knoblauchunverträglichkeit! Bei empfindlichen Menschen kann Knoblauch Magen-Darmreizungen sowie Schlafstörungen verursachen.

Tipp

- Bei Hypertonie: Anwendung von Knoblauch- oder Bärlauchsaft, plus Weißdorn- und Mistelsaft
- Darmprobleme: Anwendung von Knoblauch-, Bärlauch- und Zwiebelsaft im Wechsel
- Knoblauchsaft sollte zweimal im Jahr als Kur angewendet werden

Knoblauch ist eine der ältesten Heilpflanzen der Welt. Als Zwiebelgewächs ist er ein enger Verwandter des Bärlauchs.

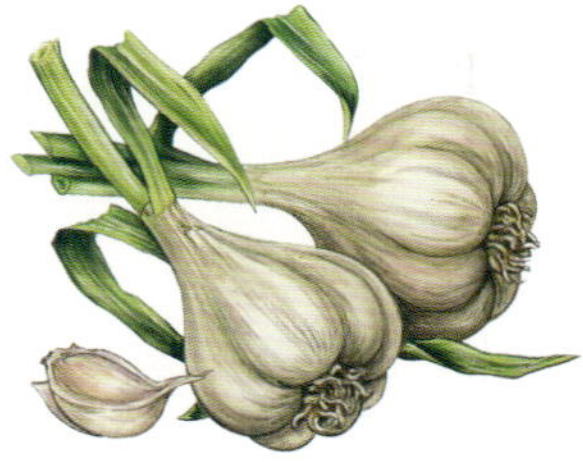

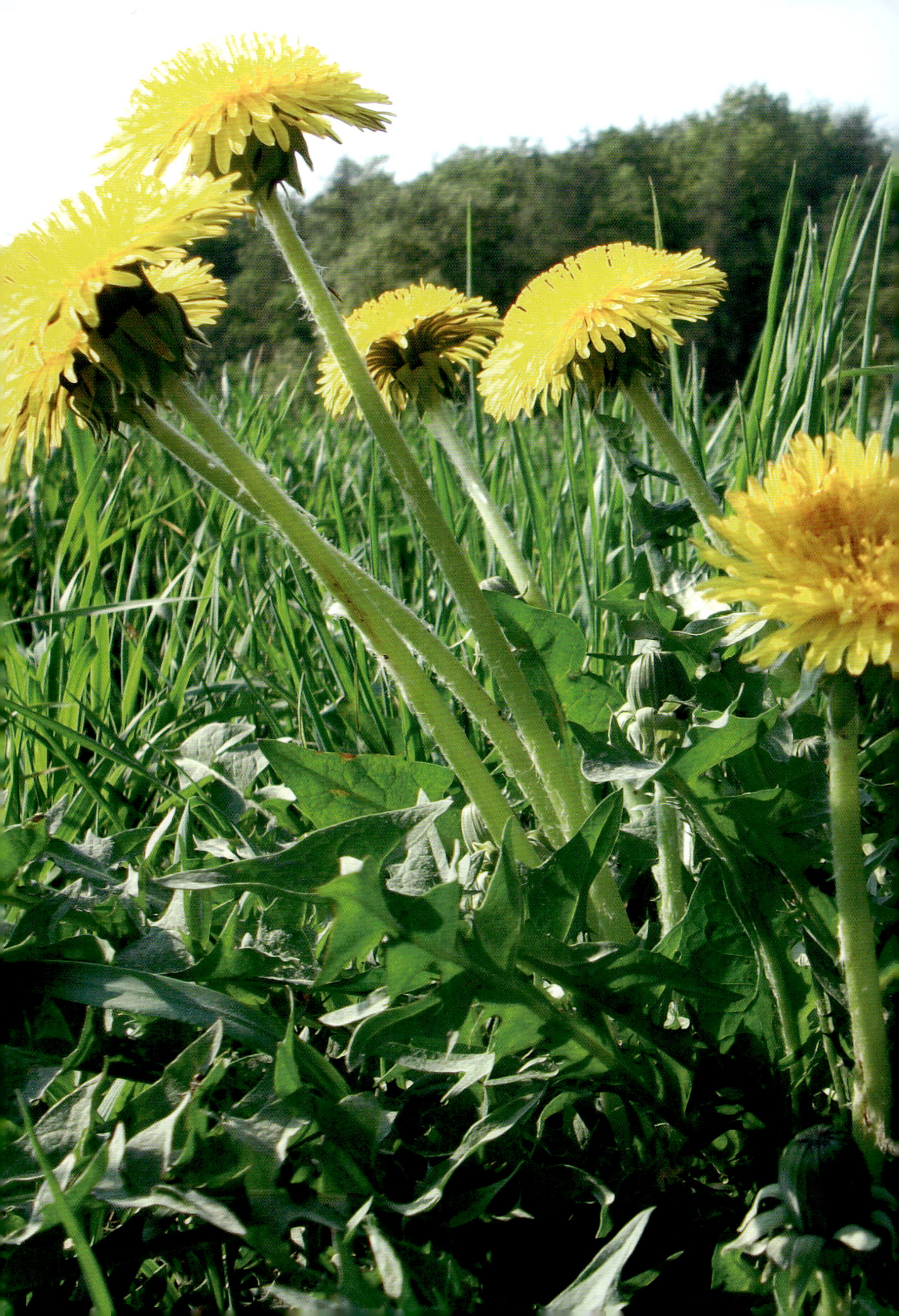

Löwenzahn (Taraxacum officinale)

Presssaft aus frischem Löwenzahnkraut mit Wurzeln

Inhaltsstoffe

Bitterstoffe, Mineralstoffe (Kalzium und in den Blättern auch insbes. Kalium bis zu 4,5%); Kohlenhydrate (Fructose als Baustein für Inulin); Vitamine (A, C, D, B2); Carotinoide

Wirkungen

Diuretisch, choleretisch, sekretionsfördernd, harnsäureausscheidend, gallenflussanregend, cholesterinsenkend, anregend auf den Stoffwechsel; Bitterstoffe regen die Verdauung an und unterstützen die Aktivität von Leber und Gallenblase.

Anwendungen

Traditionell angewendet bei Magen-Darm-Beschwerden und zur Durchspülung als Unterstützung bei leichten Beschwerden entzündlicher Erkrankungen der ableitenden Harnwege, Appetitstörungen, bei dyspeptischen Beschwerden, Völlegefühl, zur Anregung des Stoffwechsels, bei Fettverdauungsstörungen, Blähungen, Gicht, rheumatischen Beschwerden, zur Stärkung des Bindegewebes, Blutreinigung, bei Hauterkrankungen

Tipp

Empfehlenswert sind regelmäßige kurmäßige Einnahmen zum Beispiel im Frühjahr oder Herbst. Bewährt hat sich auch die Kombination mit Brennnesselsaft.

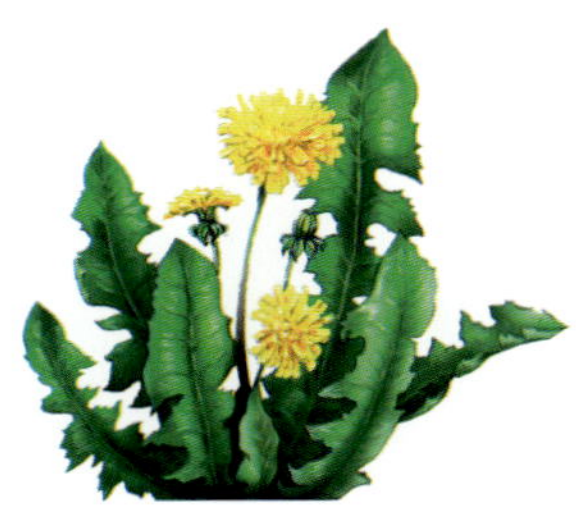

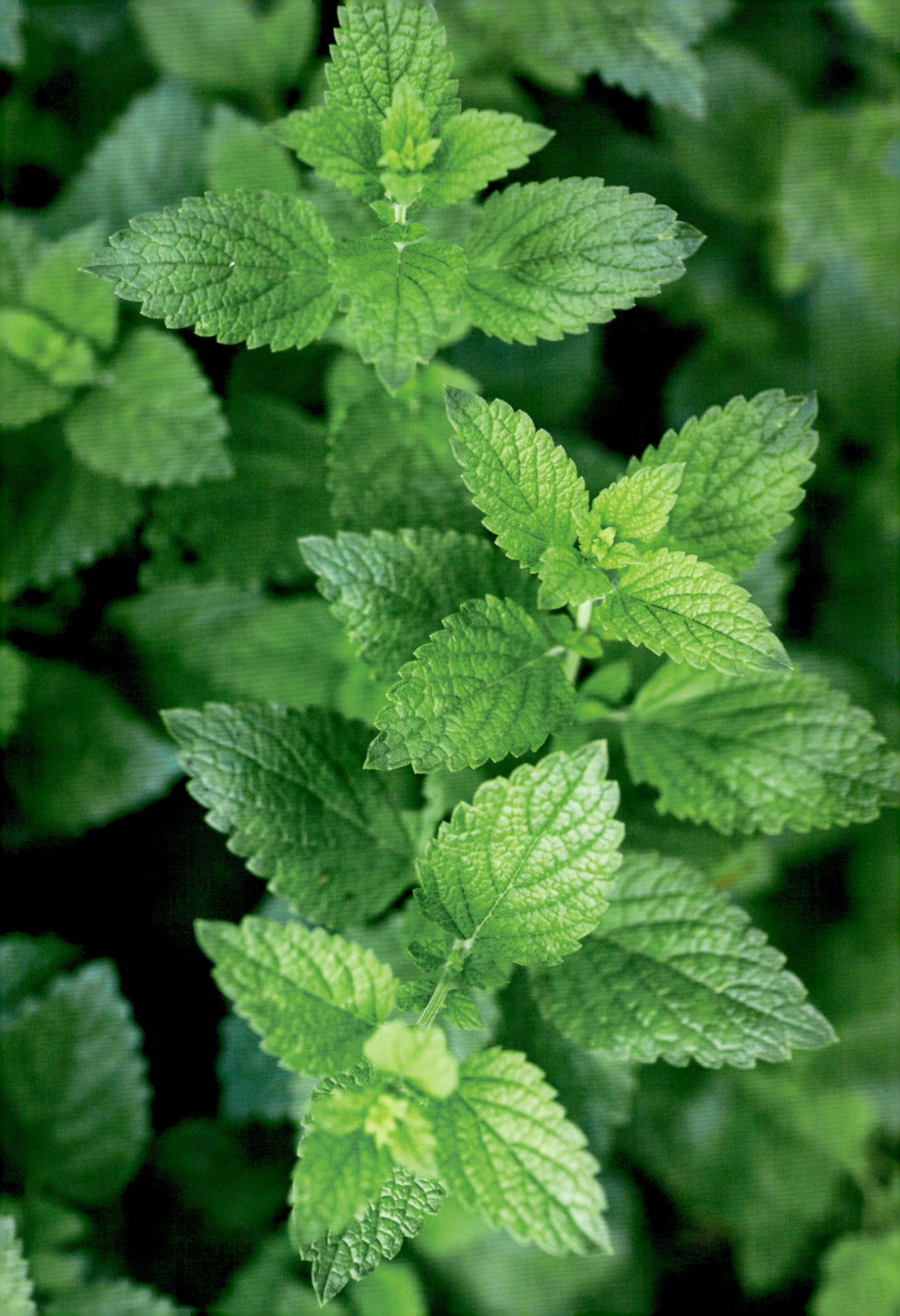

Melisse (Melissa officinalis)

Presssaft aus frischen Melissenblättern

Inhaltsstoffe

Ätherisches Öl (Citral, Citronellal, Geraniol und Linalool), Gerb- und Bitterstoffe, Flavonoide, Vitamin C in frischen Blättern

Wirkungen

Beruhigend, karminativ, antiviral, krampflösend, herzberuhigend

Anwendungen

Nervös bedingte Einschlafstörungen, funktionelle Magen-Darm-Beschwerden

Traditionelle Anwendungen

Wechseljahre, Herzunruhe, Angst (zusammen mit Baldrian), nervöse Kopf- und Magenschmerzen, Appetitmangel, Menstruationsschmerzen, prämenstruelles Syndrom (PMS), Lippenherpes (Öl, Salbe)

Hinweise

Melisse wirkt gut mit Partnerpflanzen:

- beruhigend, herzstärkend: Melisse, Weißdorn, Baldrian
- Kreislaufanregend: Melisse, Rosmarin, Fenchel
- Wechseljahresprobleme: Melisse, Schafgarbe, Johanniskraut
- Blähungen: Melisse, Fenchel, Löwenzahn

Frische Melissenblätter regen die Verdauung an.

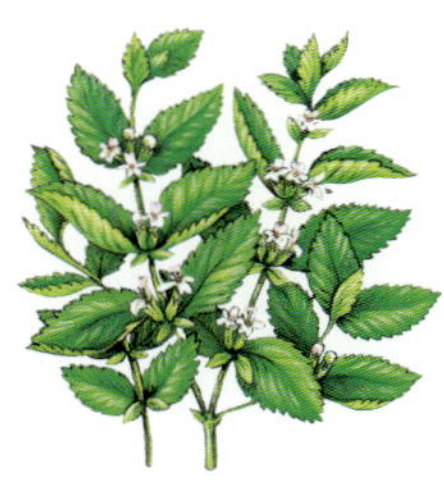

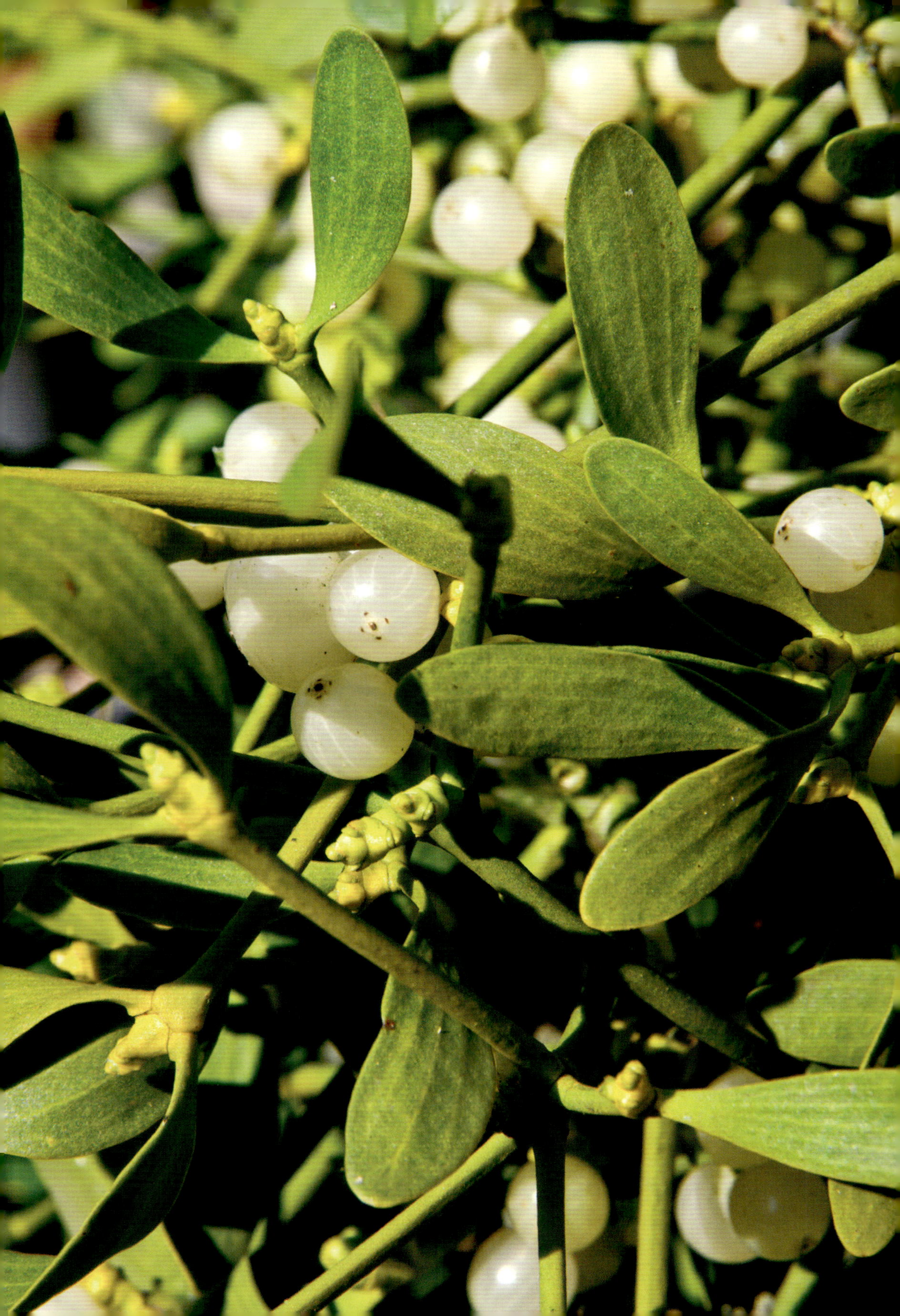

Mistel (Viscum album L.)

Presssaft aus frischem Mistelkraut

Inhaltsstoffe

Polypeptide (basische Viscotoxine; bestehend aus 46 Aminosäuren), Glykoproteine (Lektine), Flavonoide, Lignane

Wirkungen

Blutdruckregulierend; Stärkung des Herzmuskels, Herabsetzung der Spannung der Gefäßwände

Anwendungen

Unterstützung der Herz-Kreislauffunktion; Schwindelanfälle, Kopfdruck und Herzbeschwerden; leichte Hypertonie; Misteltherapie bei Krebspatienten; Prophylaktisch bei arteriosklerotischen Beschwerden

Historisches

Bereits die Druiden der alten Kelten wussten um die Heilkräfte der Mistel und verwendeten sie zu kultischen Zwecken. Geernet wurde sie bei Vollmond mit einer goldenen Sichel. Besondere Kräfte wurden dabei der selteneren Eichenmistel zugeschrieben.

Besonderheit

Die Beeren der Mistel reifen im Winter. Ihre Heilkraft ist im März bzw. April (Erntezeit) am höchsten.

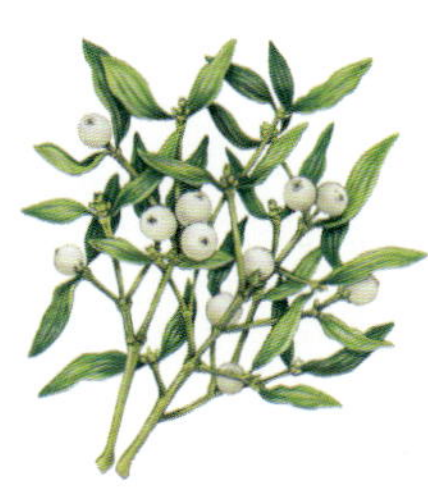

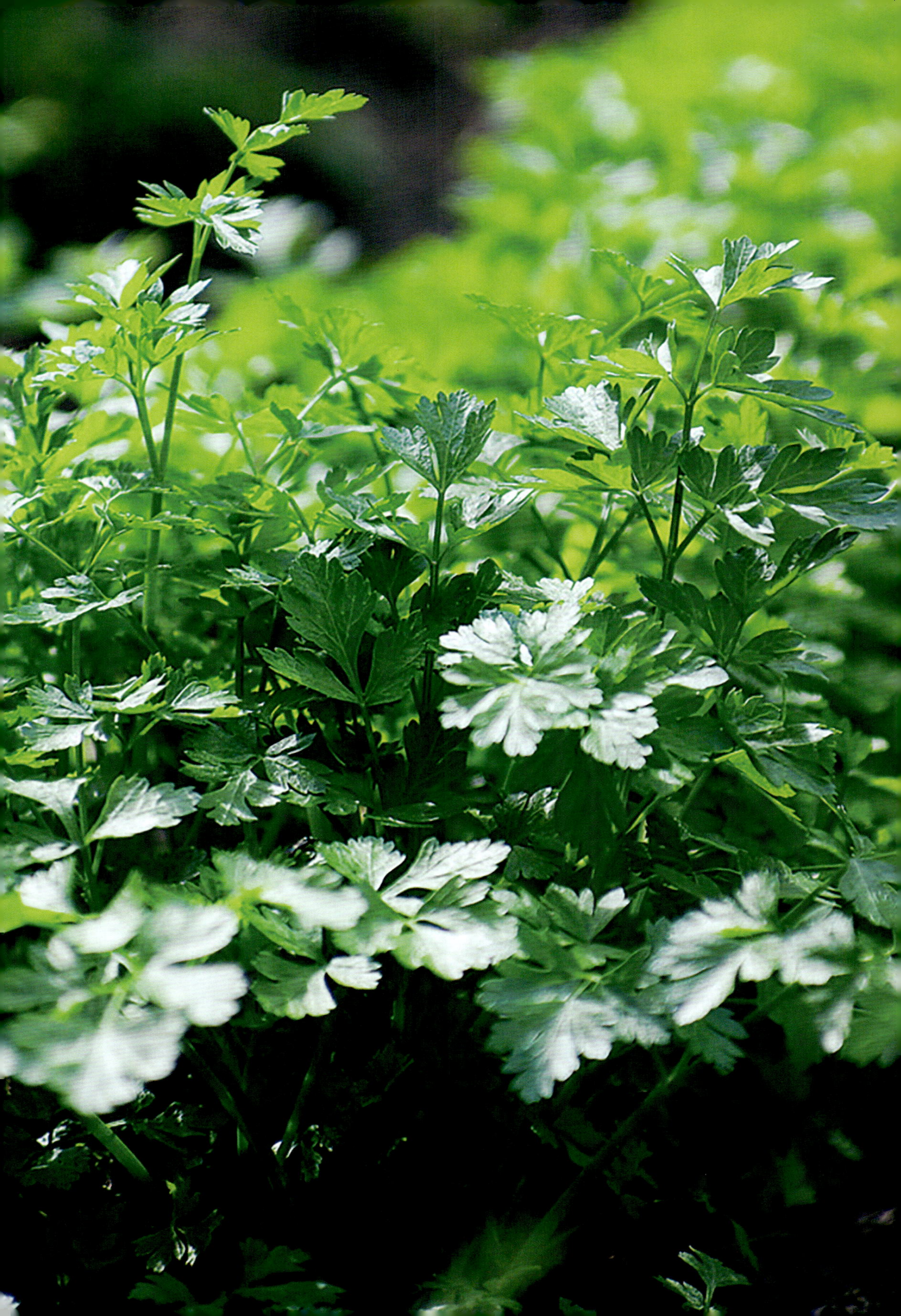

Petersilie (Petroselium crispum [MILL.] FUSS. aut sativus)

Presssaft aus frischer Petersilie

Inhaltsstoffe

Ätherische Öle, Flavonglykoside (Apiin), Furocumarine, Flavonoide, Gerbsäure, Mineralstoffe (Kalium, Kalzium, Magnesium, Eisen), Vitamine (A, C, B, Folsäure, Niazin), Chlorophyll

Wirkungen

Nierenanregend, harntreibend, entwässernd, Ausscheidung von harnpflichtigen Stoffen, verdauungsfördernd, allgemeine Anregung der Drüsentätigkeit, menstruationsanregend

Anwendungen

Zur Durchspülung bei Erkrankungen der ableitenden Harnwege, Vorbeugung und Ausleitung von Nierengrieß.
Traditionell als Kur, zur Entschlackung bei Übergewicht, Arthrose, Gicht, Verdauungsstörungen sowie bei Erschöpfung zusammen mit anderen Säften.

Kontraindikationen

Schwangerschaft, entzündliche Nierenerkrankungen

Hinweis

Keine Durchspülungstherapie bei Ödemen infolge eingeschränkter Herz- und Nierentätigkeit. In seltenen Fällen sind allergische Haut- oder Schleimhautreaktionen möglich (phototoxische Reaktion).
Petersilie ist Vitamin- und Mineralstoffreich!

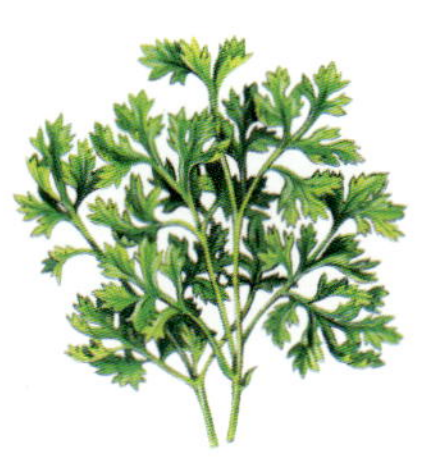

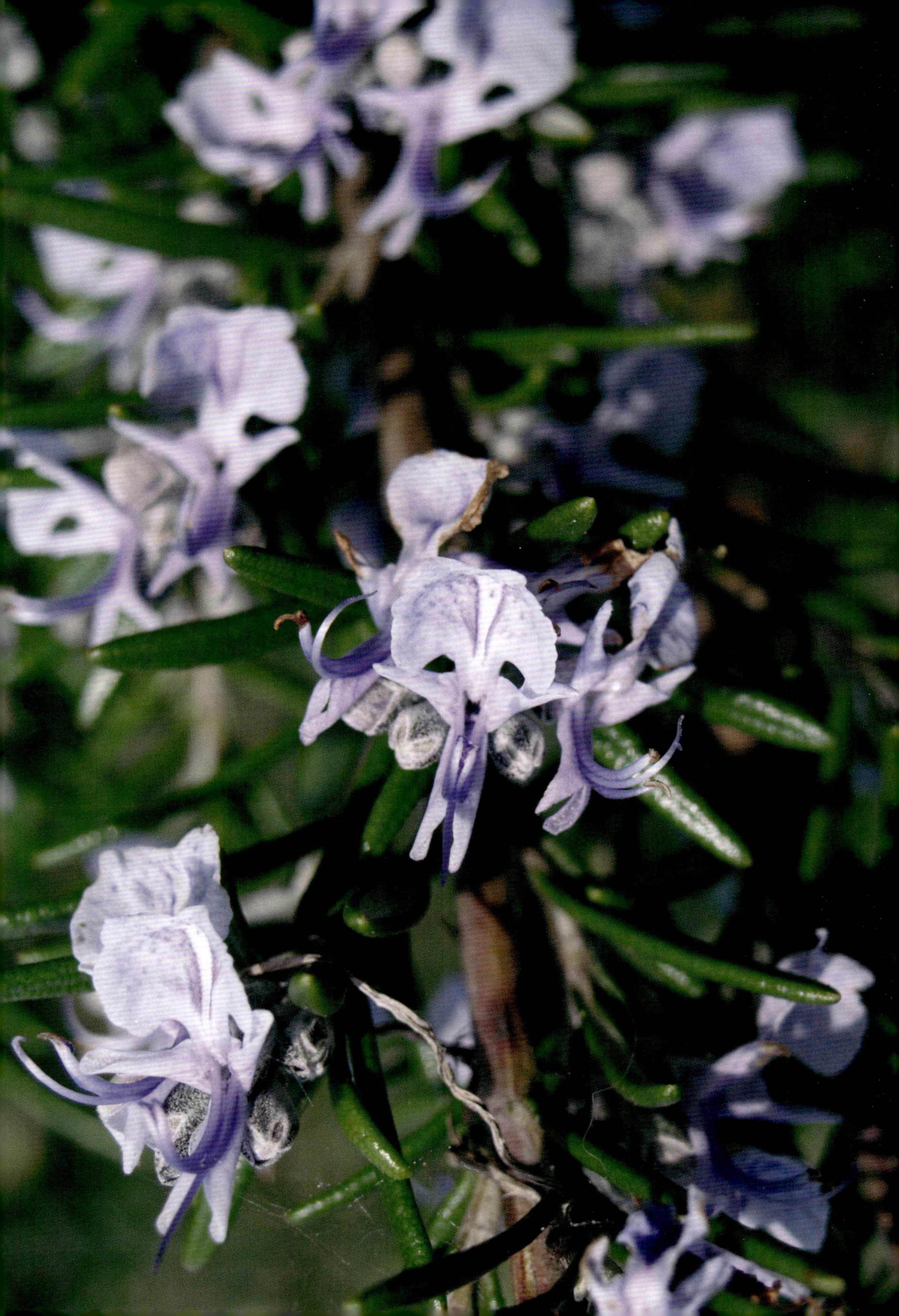

Rosmarin (Rosmarinus officinalis)

Presssaft aus frischem grünen Kraut

Inhaltsstoffe

Ätherisches Öl (Borneol, Cineol, Kampfer und Pinin), Mineralien (Kalzium, Eisen), Vitamine (C, Niacin), Gerbstoffe (Rosmarinsäure) und Bitterstoffe in größerer Menge

Wirkungen

Experimentell: Krampflösende Wirkung auf Gallenwege und Dünndarm, steigert die Schlagkraft des Herzmuskels und den Koronardurchfluss.

Kontraindikationen

Hypertonie, Schwangerschaft, Stillzeit, Kinder

Anwendungen

Stoffwechselanregung, Verdauungsförderung (Ätherische Öle, innerlich), Anregung des Gallensaftes (innerliche Völle, Blähungen, leichte Magen-Darm-Krämpfe), Herzkräftigung (Durchblutungssteigerung des Herzmuskels), Kreislaufstabilisierung.

Tipp

Rosmarin wirkt klärend, belebend und ausgleichend (macht hellwach, spendet Energie)

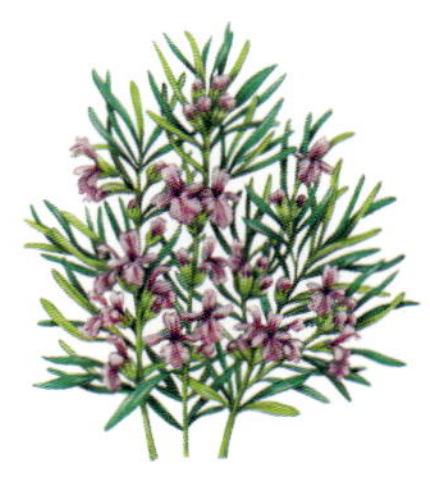

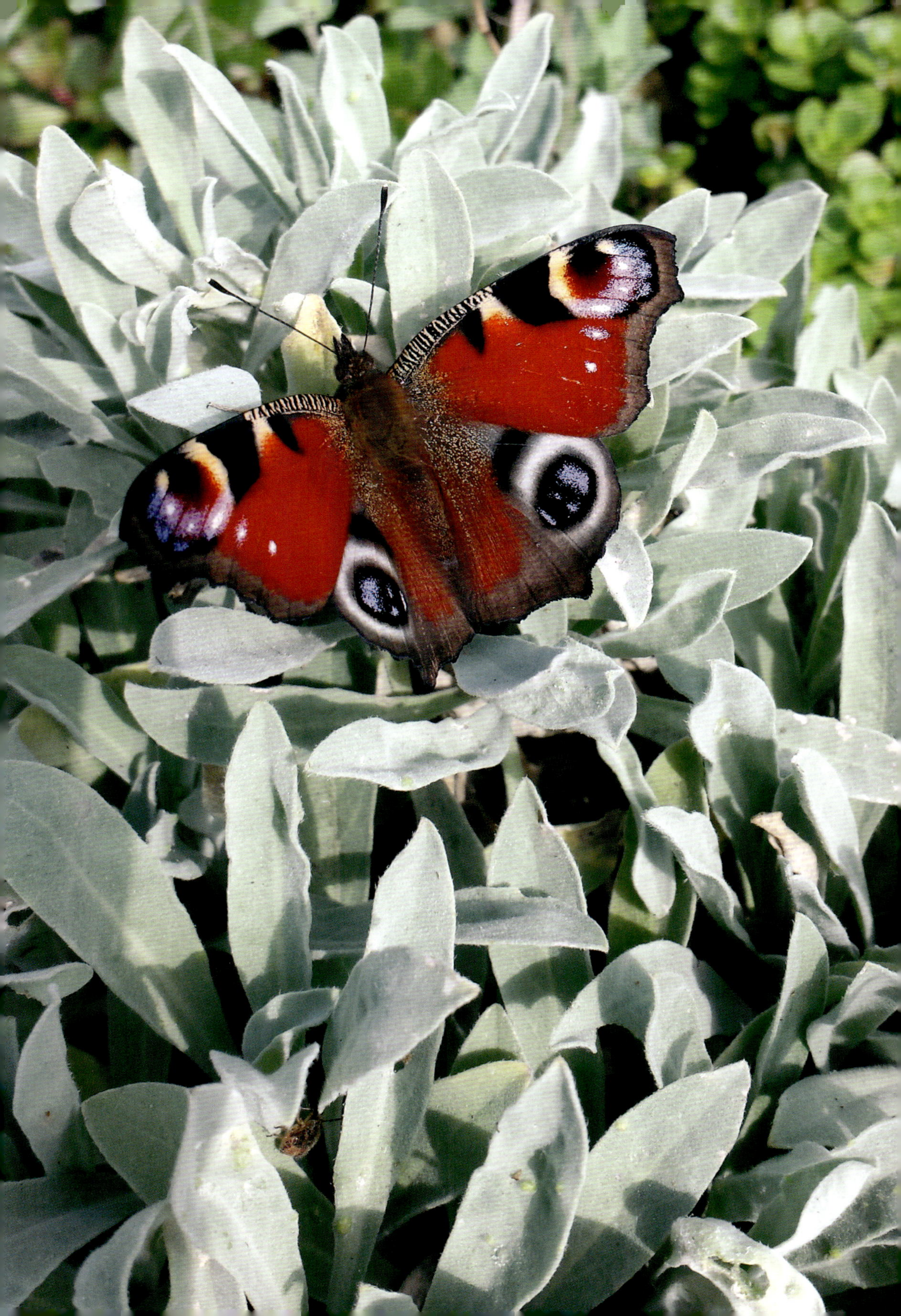

Salbei (Salvia officinalis)

Presssaft aus dem gesamten Kraut

Inhaltsstoffe

Ätherische Öle (Thujon, Kampfer, Cineol, u. a.), Polyphenole, Rosmarinsäure und Gerbstoffe, Bitterstoffe, Carneolsäure (Salvin), Flavonoide und Flavonglykoside, Saponin, Mineralstoffe (Kalzium, Magnesium, Eisen, Zink)

Wirkungen

Entzündungshemmend, antiseptisch, virustatisch, fungizid, (gute Schleimhautresonanz), krampflösend, appetit- und speichelflussanregend und dadurch verdauungsfördernd, stoffwechselanregend, östrogenartige Wirkung, beruhigt die Psyche, schweißhemmend.

Anwendungen

Innerlich:
- Dyspeptische Beschwerden, bei vermehrter Schweißsekretion
- Magendruck, Appetitstörungen, Blähungen, leichtere Durchfallerkrankungen, zur Stoffwechselanregung, Pubertäts- und Wechseljahresbeschwerden

Äußerlich: Saft verdünnen oder Teezubereitungen:
- Entzündungen der Mund- und Rachenschleimhaut, Heiserkeit, Zahnfleischpflege, Parodontose, Aphten
- Sitzbäder bei Hämorrhoiden, Afterjucken

Inhalationen: Saft verdünnen oder Teezubereitungen:
- Atemwegserkrankungen, Heiserkeit

Hinweise

Keine Dauereinnahme!
Nicht während der Schwangerschaft (abortiv) und Stillzeit (abstillende Wirkung) anwenden!

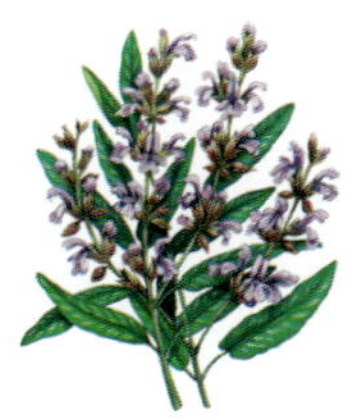

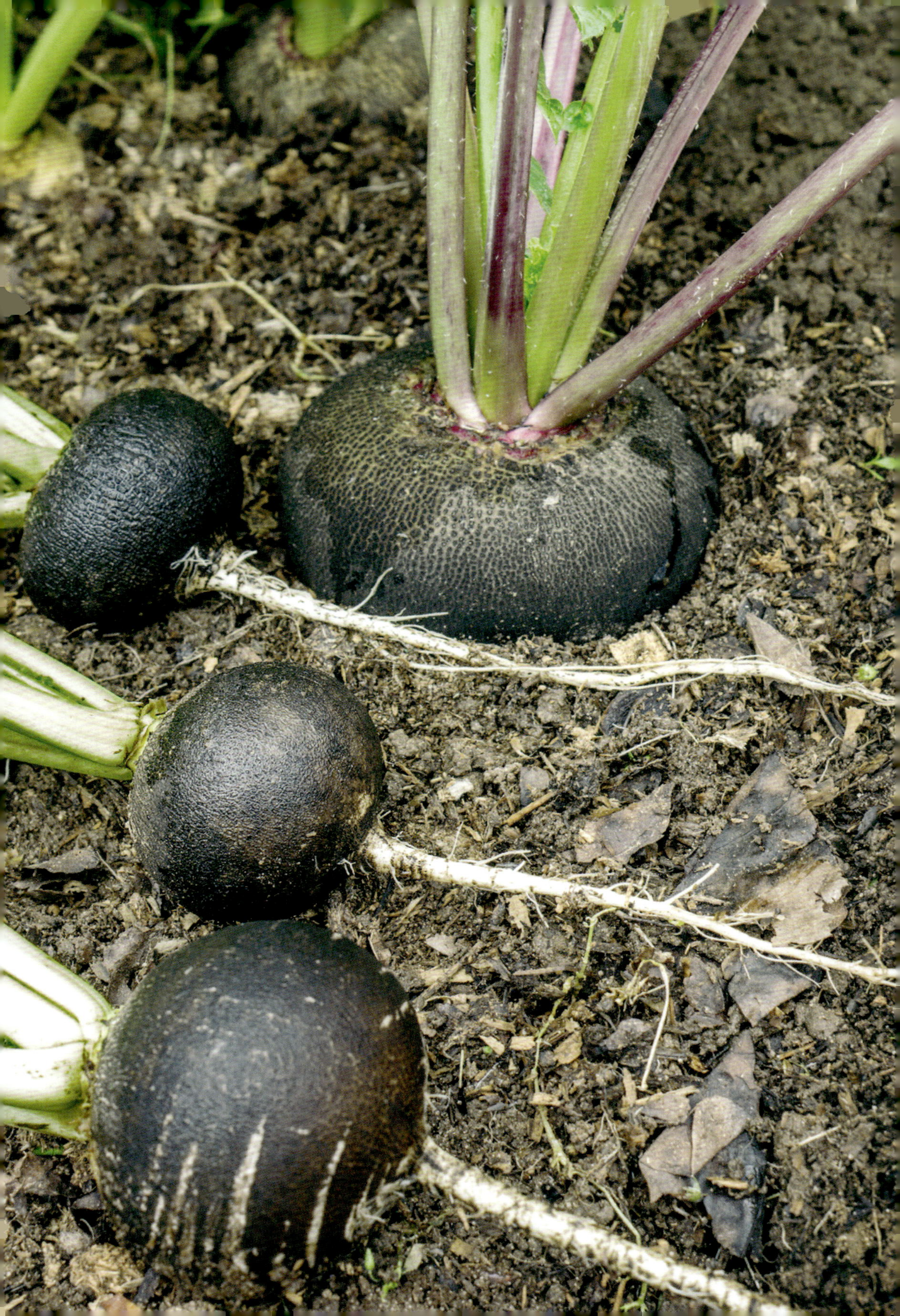

Schwarzrettich (Raphanus sativus L. var. niger)

Presssaft aus frischen Wurzeln des Schwarzrettichs

Inhaltsstoffe

Ätherische Öle (schwefelhaltig mit Allyl- und Butylsenföl), Raphanol und Raphanin, Vitamine (C, A, B), Mineralien (Eisen, Kalium, Kalzium, Phosphor)

Wirkungen

Sekretionsfördernd, choleretisch, entzündungswidrig, schleimlösend, spasmolytisch, entkrampfend auf die glatte Muskulatur der Gallenwege und Bronchien, basenreich, entsäuernd, verdauungsanregend.

Anwendungen

Traditionell angewendet zur Unterstützung bei leichten Verdauungsbeschwerden, Dyspepsie, Aufstoßen, Blähungen, Magendruck, vorbeugend bei Nieren-, Blasen-, Gallensteinen und Grießbildung; Regulation der Darmflora, zur Regeneration (sehr vitaminreich) und zur allgemeinen Verdauungsstärkung, bei Husten (Rettich-Honig-Saft).

Kontraindikationen

Magengeschwüre, Gallensteine, Sodbrennen

Historisches

Der Schwarzrettich ist eine der ältesten Kulturpflanzen. Er wurde schon 2 500 v. Chr. bei den Ägyptern zu Heilzwecken eingesetzt. In der Volksmedizin wird Schwarzrettichsirup, der mit Zucker oder Honig hergestellt wird, als Hustenmittel verabreicht.

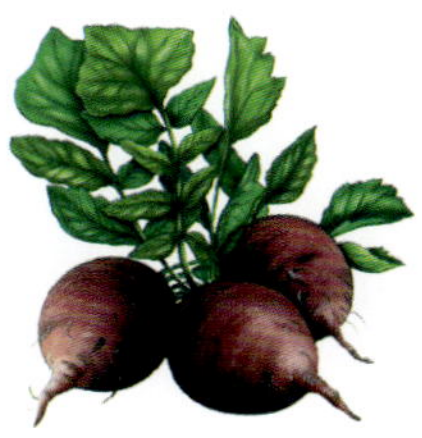

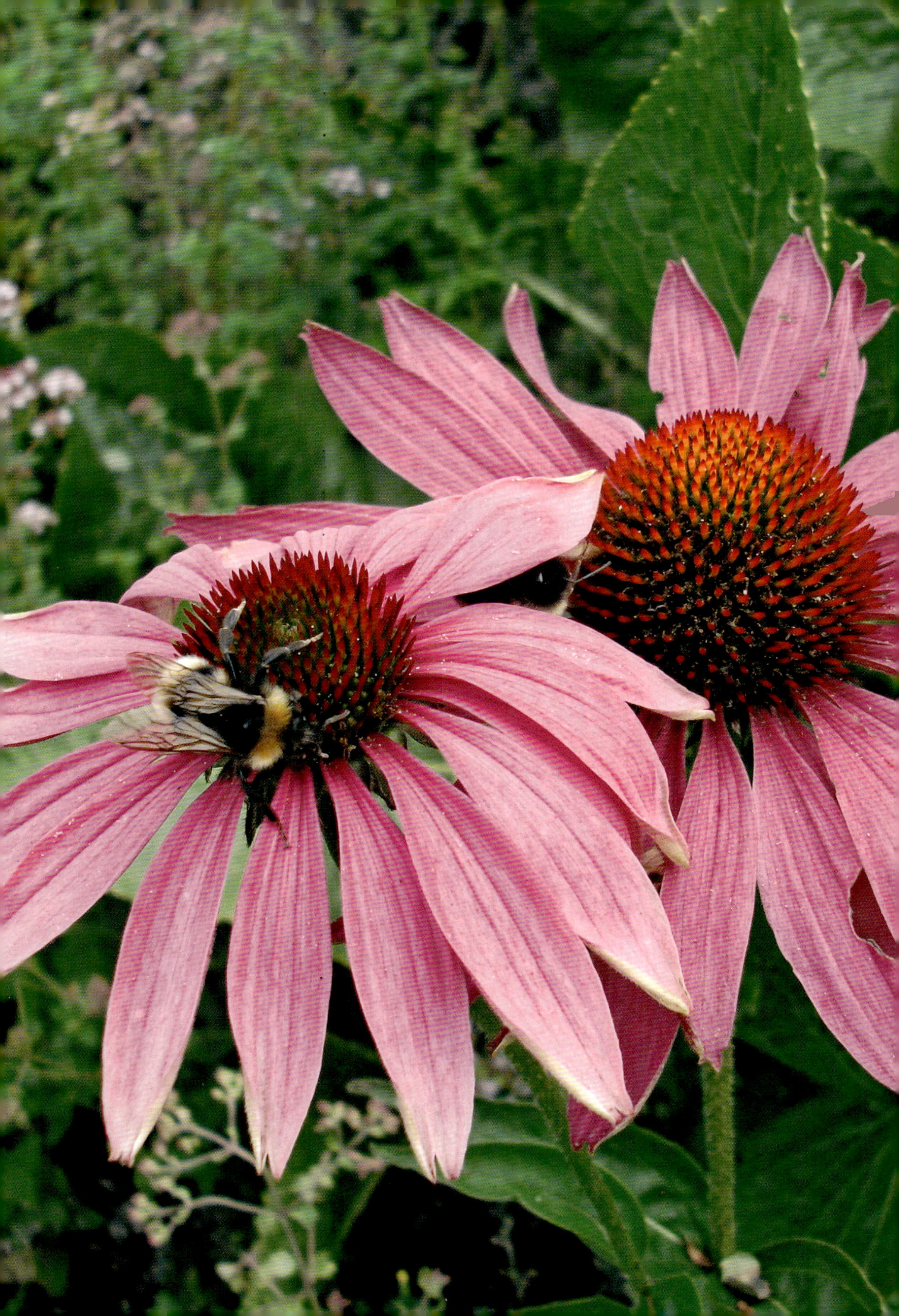

Sonnenhut (Echinacea purpurea L. MOENCH)

Presssaft aus dem frischen, blühenden Purpursonnenhut-Kraut

Inhaltsstoffe

Kaffeesäurederivate (Cichoriensäure u. a.), Flavonoide, Alkamide, Polysaccharide, ätherische Öle (Echinacin), Harze, Bitterstoffe, Phytosterine, Pyrrolizidinalkaloide

Wirkungen

Kräftigung des Abwehrsystems durch Stimulierung der B-Zellen und Makrophagen (Fresszellen), antibakteriell, verkürzt die Krankheitsdauer bei Infekten, Infektanfälligkeit

Anwendungen

Innerlich zur unterstützenden Behandlung rezidivierender Infekte im Bereich der Atemwege und ableitenden Harnwege. Prophylaktisch bei Erkältungskrankheiten, bei wiederkehrenden chronischen Erkältungen und Blasenentzündungen.

Kontraindikationen

Nicht anwenden bei progredienten Systemerkrankungen: TbC, MS, AIDS, HIV sowie anderen Autoimmunerkrankungen. Keine Anwendung in der Schwangerschaft. Vorsicht bei Allergie auf Korbblütler.

Hinweis

Der Wirkungseintritt erfolgt erst nach 2 bis 3 Tagen. Anwendungsdauer höchstens 2 Wochen am Stück. Ideal: Intervalltherapie (höchstens 8 Wochen im Jahr in größeren Zeitabständen).

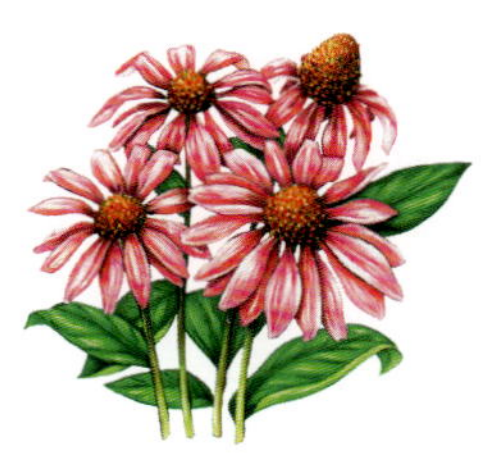

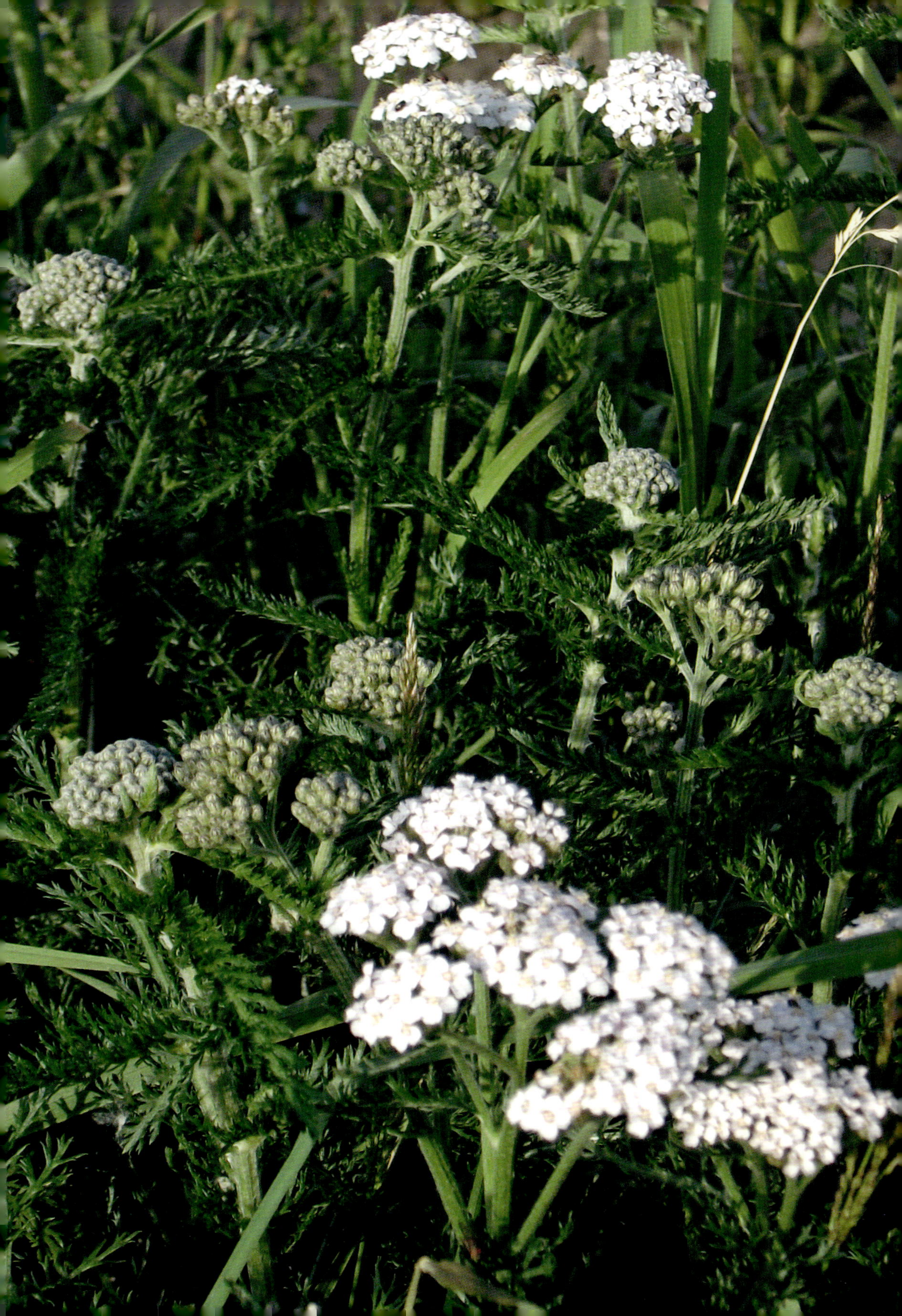

Schafgarbe (Achillea millefolium L.)

Presssaft aus dem gesamten Kraut

Inhaltsstoffe

Bitterstoffe (Achillein), Ätherisches Öl (Kampfer, Azulen), Gerbstoffe, Flavonoide, Mineralien (insbes. Kalium)

Wirkungen

Appetitanregend und sekretionsfördernd auf Magen und Gallenblase, desinfizierend, antibakteriell und entzündungshemmend, spasmolytisch, entkrampfend, zusammenziehend (adstringierend), leicht harntreibend.

Anwendungen

Innerlich:

- Appetitlosigkeit, dyspeptische Beschwerden wie leichte Krämpfe im Magen- Darmbereich
- Blähungen, Völlegefühl

Äußerlich (Tee):

- Sitzbäder zur Behandlung schmerzhafter Krampfzustände psychovegetativen Ursprungs im kleinen Becken
- Menstruationsschmerzen

Traditionelle Anwendung:

- Anregung von Magen, Darm, Gallenblase, Leber und Nieren
- starke Regelkrämpfe (typische Frauenpflanze), Brustspannen, Rheuma, Gicht, Hämorrhoiden, Wadenkrämpfe, Entzündungen, Wundbehandlung

Hinweis

Nicht anwenden bei Überempfindlichkeit gegen Schafgarbe und andere Korbblütler.

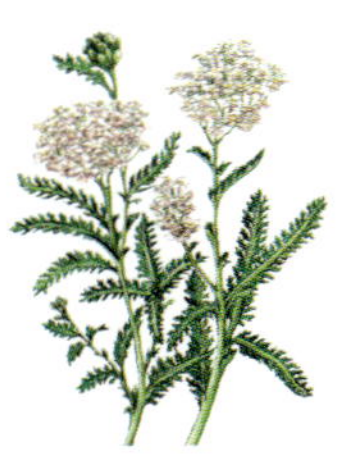

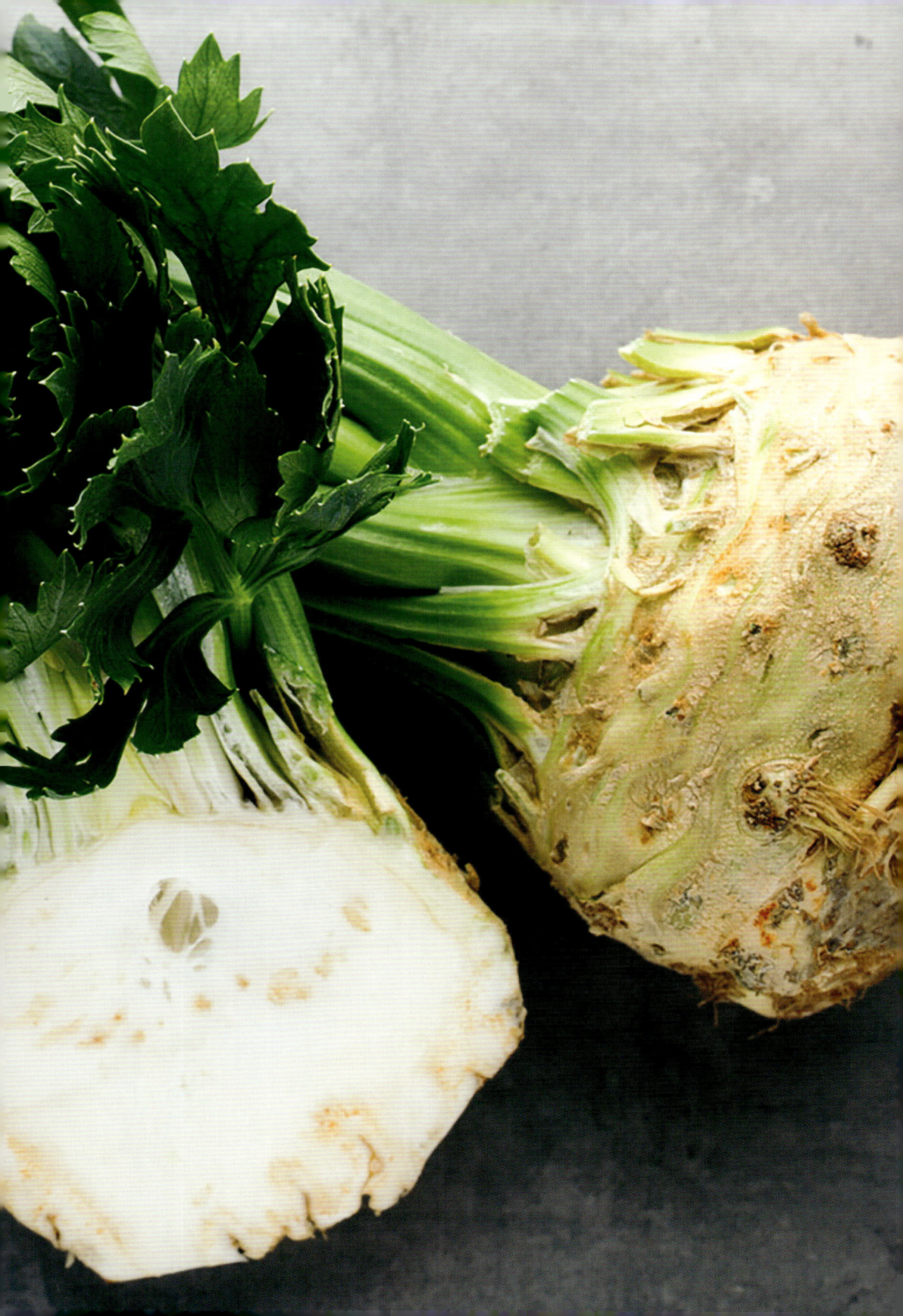

Sellerie (Apium graveolens L.)

Presssaft aus der Knolle mit den Blättern

Inhaltsstoffe

Ätherisches Öl (Apiin), ätherische Senföle, Bitterstoffe, Flavonoide, Furanocumarine, Vitamine und Mineralien (Kalium, Kalzium, Eisen u. a.), insulinähnliche Hormone, B-Vitamine

Wirkungen

Diuretisch (harntreibend), verdauungsfördernd, nervenstärkend, antibakteriell, neutralisiert ein Übermaß an Magensäure.

Anwendungen (Erfahrungsheilkunde)

Verdauungsschwäche, Verstopfung, vorbeugend gegen Blasen- und Nierensteine, Nervenschwäche, Rheuma, Gicht, Schlankheitskur, Bluthochdruck, Gallenstauungen, Übergewicht, Ödeme, zur Anregung der Wasserausscheidung.

Kontraindikationen

Schwangerschaft; Ödeme bei Herz- und Nierenerkrankungen, Sellerie-Nahrungsmittel-Allergie

Historisches

Im Mittelalter wurde der Sellerie als Heilpflanze bei Blähungen, zur Magenreinigung, bei Harnverhalten, Harngrieß oder „stinkendem Schweiß“ (krankhaft) eingesetzt. Auch bei „Nervenflattern“ leistete die Knolle gute Dienste (Hippokrates). Bekannt ist der Sellerie auch als Aphrodisiakum und Potenzmittel.

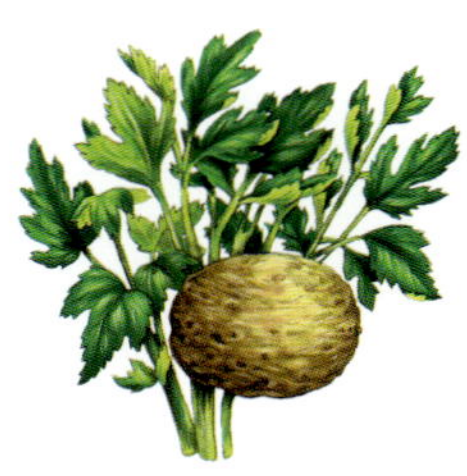

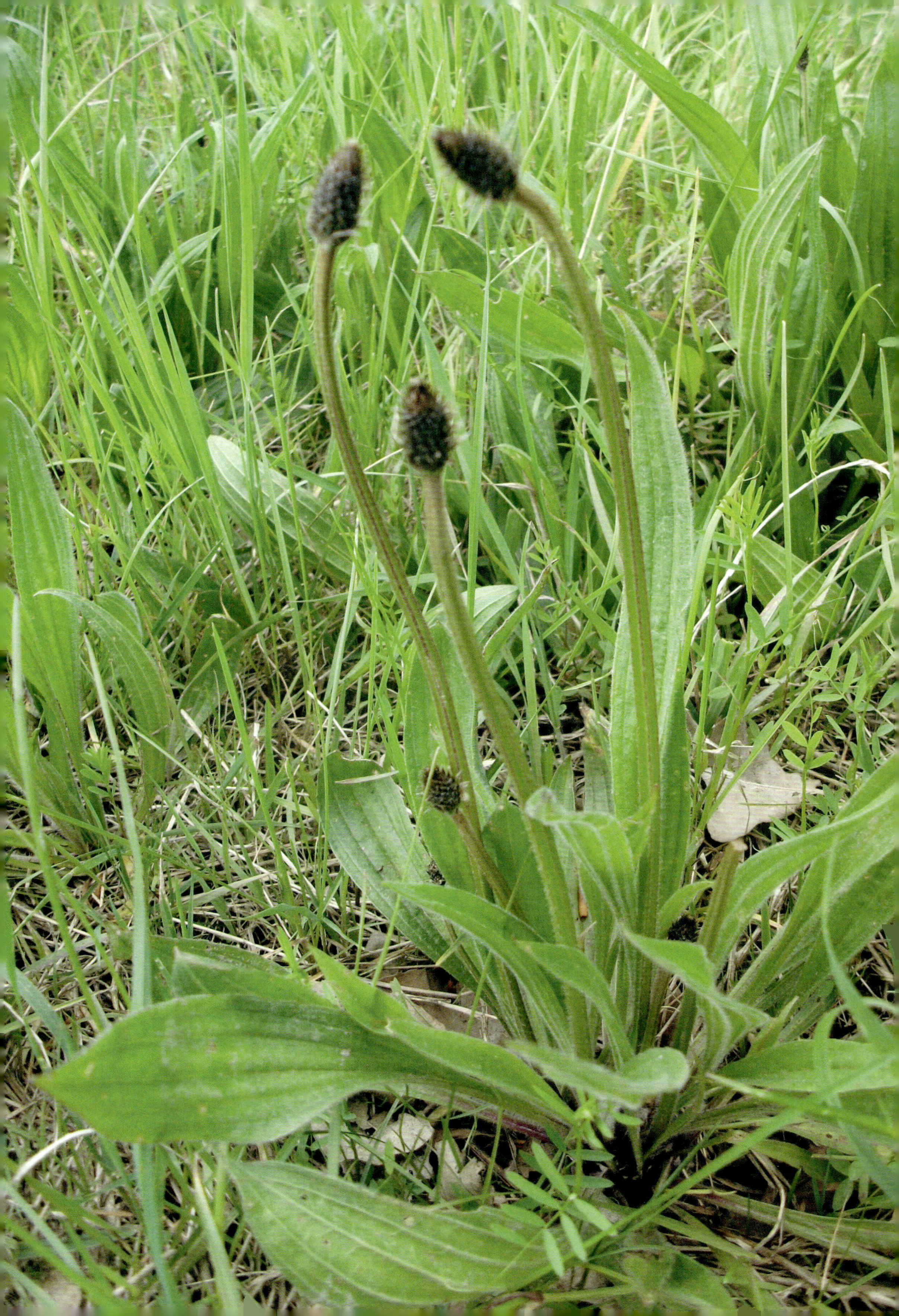

Spitzwegerich (Plantago lanceolata L.)

Presssaft aus frischem Spitzwegerichkraut

Inhaltsstoffe

Iridoidglykoside (Aucubin, Catalpol); Polysaccharide; Gerbstoffe, Bitterstoffe, Schleimstoffe, Flavonoide, Cumarin; Mineralien (Zink, Kalium, Kieselsäure)

Wirkungen

Antibakteriell, hustenreizmildernd, schleimlösend, wundheilend, antientzündlich, adstringierend und abdichtend auf Haut- und Schleimhaut, verdauungsfördernd.

Anwendungen

Als Hustensaft, bei Katarrhen der Luftwege und entzündlichen Veränderungen der Mund- und Rachenschleimhaut, Erkältung, Bronchitis, Asthma bronchiale; Reizhusten und Hustenkrämpfe (zusammen mit Thymiansaft); bei Schleimhautentzündungen im Magen und Darm.
Äußere Anwendungen: Hautentzündungen, Mückenstiche.

Hinweis

Spitzwegerichsaft wirkt als pflanzliches Antibiotikum und Antitussivum mit krampflösender Eigenschaft. Gute Verträglichkeit, eignet sich besonders für Kinder.

Nebenwirkungen

Keine bekannt.

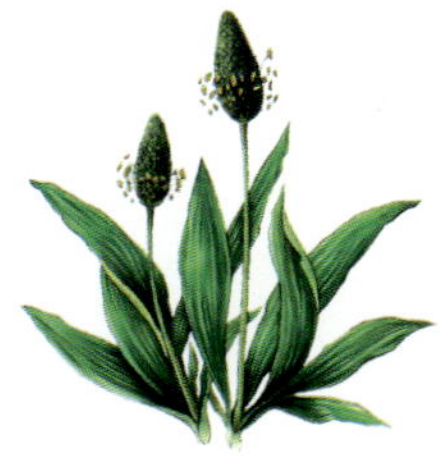

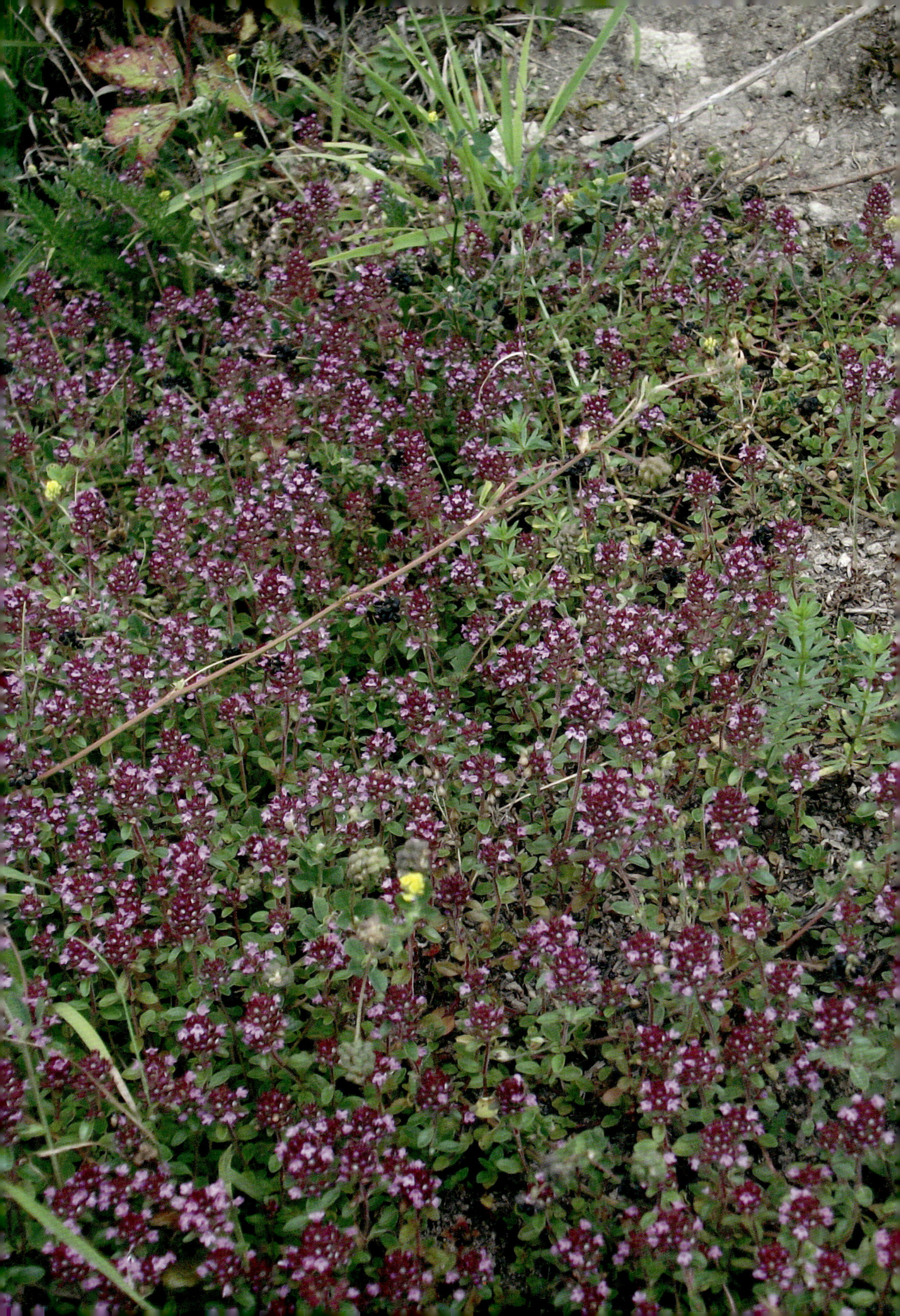

Thymian (Thymus vulgaris L.)

Presssaft aus frischem Thymiankraut

Inhaltsstoffe

Ätherische Öle (Thymol (bis zu 50%; Hauptwirkung), Caravacrol, Borneol, Cymol, Pinin), etwas Gerbstoffe, Flavonoide

Wirkungen

Schleimlösend, schleimverflüssigend, auswurffördernd, krampflösend, antientzündlich, antibakteriell, antiviral (Gerbstoffe entziehen Bakterien den Nährboden), verdauungsfördernd.

Anwendungen

Katarrhe der oberen Luftwege, Erkältungskrankheiten, Husten, Halsschmerzen, Heiserkeit, Entzündungen im Mundraum, Darm-Infektionen.
Äußerlich, als Tee: Zur Inhalation, für Mundspülungen, Gurgeln, in Kombination mit Salbei, stark antiseptisch; auch als Badezusatz.

Kontraindikation

Hyperthyreose

Historisches

Die alten Ägypter benutzten Thymian (Thymol, antiseptische Wirkung) zum Einbalsamieren ihrer Toten. Hildegard von Bingen erwähnte den Thymian als Keuchhustenmittel, bei Asthma und Atemnot.

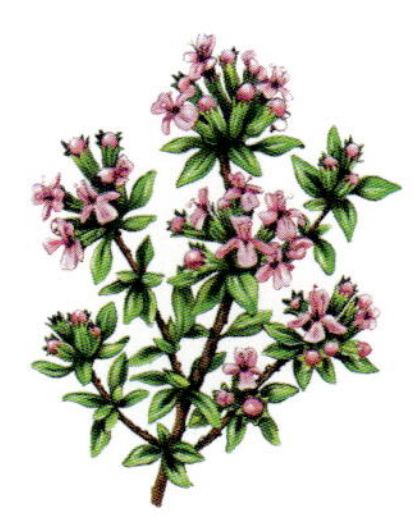

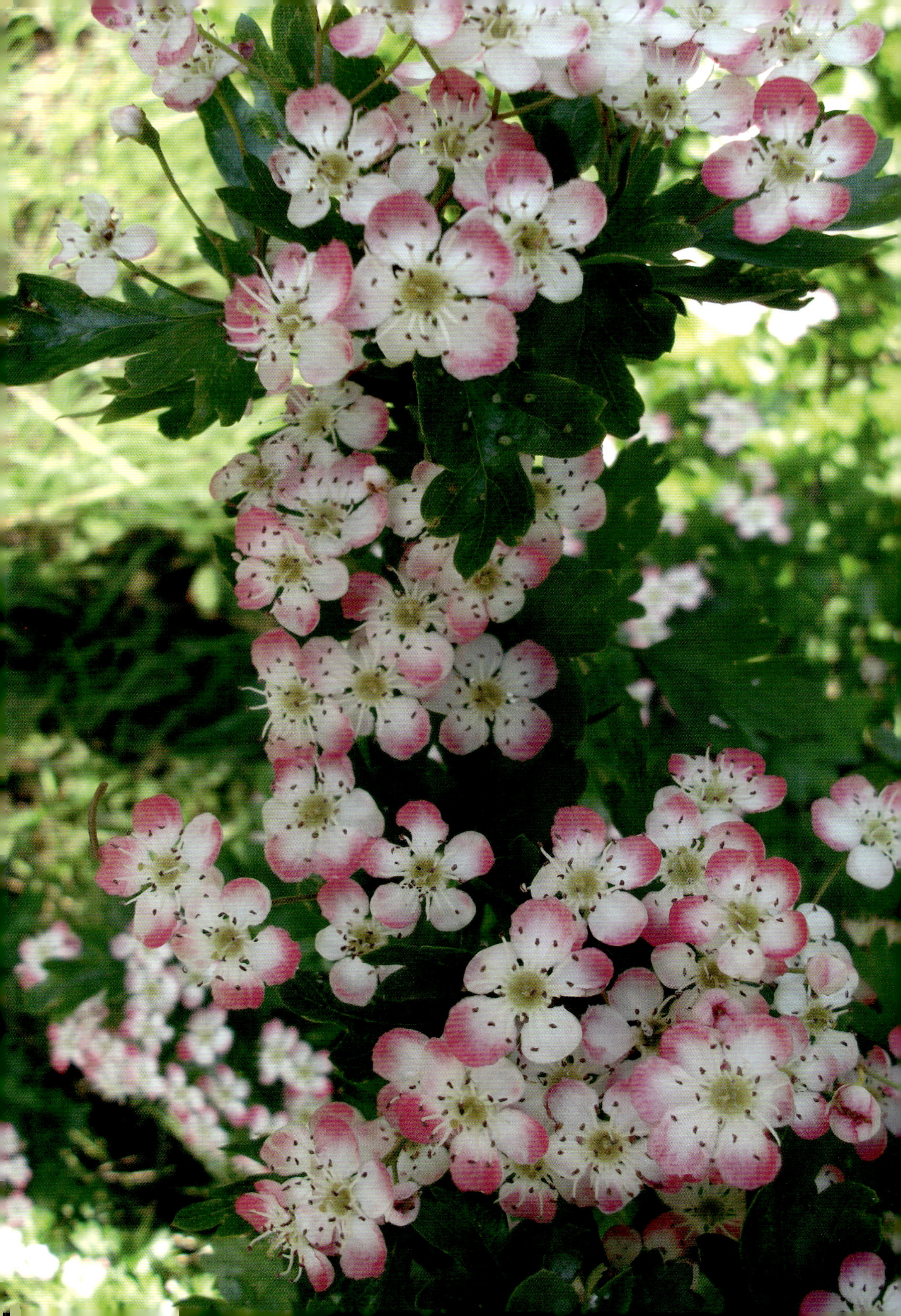

Weißdorn (Crataegus monogyna Jacquin aut oxyacantha L.)

Presssaft aus frischen Weißdornblättern mit Blüten und Fruchtmark

Inhaltsstoffe

Flavonoide, oligomere Procyanidine, Amine, Triterpensäure, mineralische Bestandteile (Kalium)

Wirkungen

Gefäßwirkung (Flavonoide); positiv ionotrop, arteriell blutdrucksenkend (Procyanide); koronarerweiternd (Amine), durchblutungssteigernd, beruhigend

Anwendungen

Bei nachlassender Leistungsfähigkeit des Herzens (Stadium 1 und 2 nach NYHA); Herzmuskelschwäche, sekundär: Blutdruckregulation; Nachbehandlung von Herzinfarkten; Frühformen der Herzinsuffizienz (Arzt)
Traditionell bei Wechseljahressymptomen wie Nervosität, Aufregung, Schwindel, Herzklopfen/-jagen, Konzentrations- und Kreislaufschwäche oder Müdigkeit; Soforthilfe bei Kreislaufproblemen durch Sommerhitze, Wetterfühligkeit oder Stress

Hinweis

Weißdorn ist gut verträglich und für die Langzeittherapie bestens geeignet.

Empfehlung

2- bis 3-mal jährlich als Kur; gute Kombination mit Mistelsaft

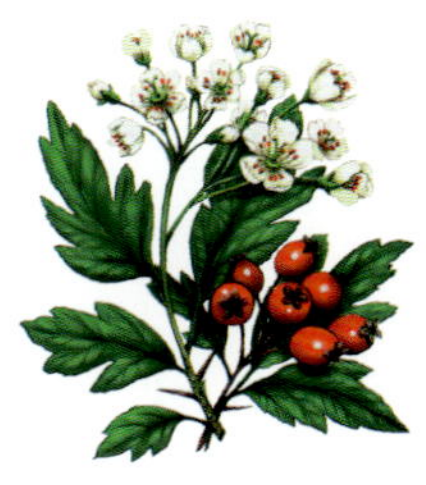

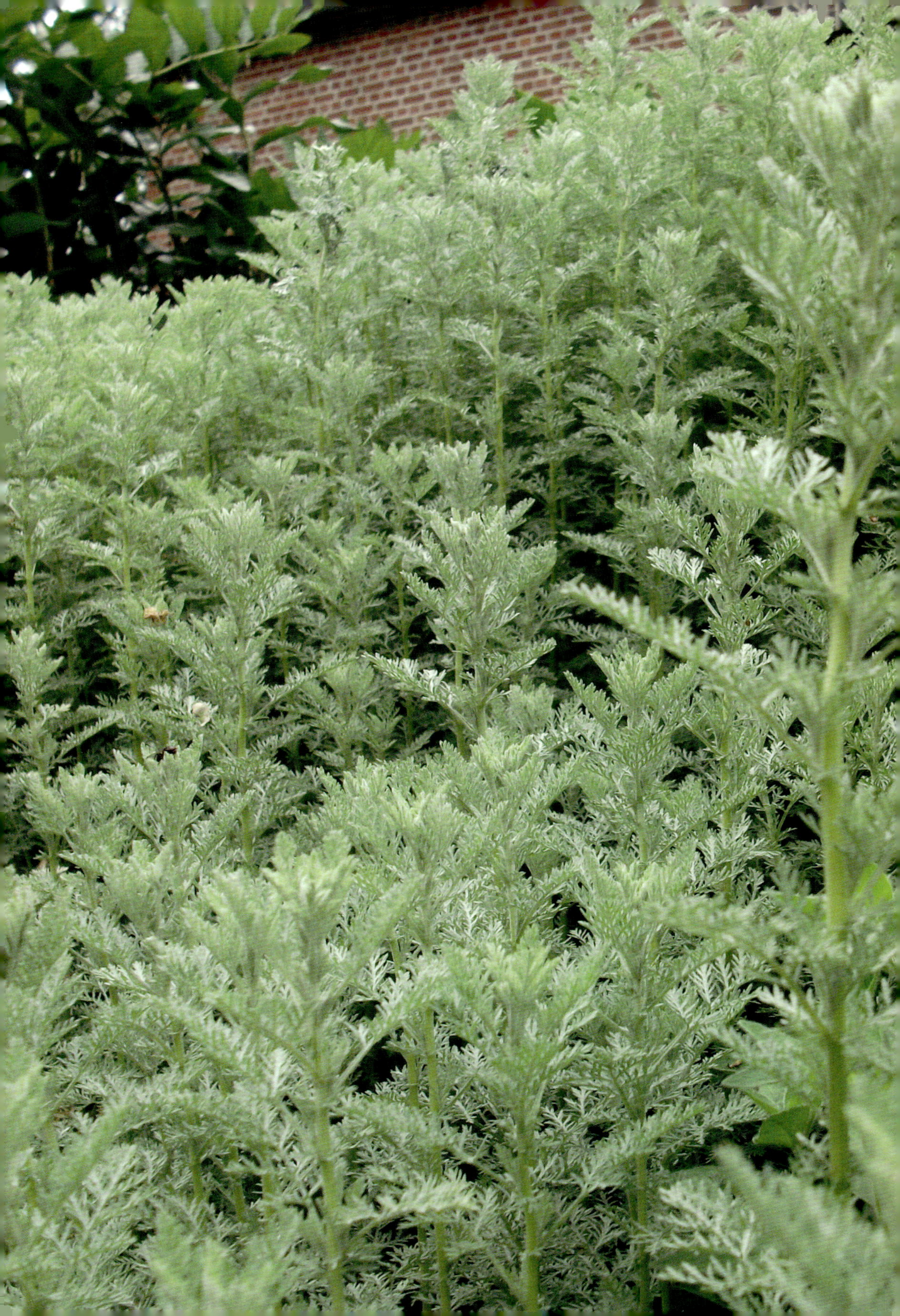

Wermut (Artemisia absinthum L.)

Presssaft aus dem ganzen Kraut

Inhaltsstoffe

Bitterstoffe (Absinthin, Anabsinthin, Artabsin, Artabin, Martricin), Ätherische Öle (Thujon, Thujol, Phellandren), Sesquiterpene, Flavonglykoside, Gerbstoffe

Wirkungen

Antimikrobiell, appetitanregend durch reflektorische Sekretionsanregung von Speichel- und Verdauungssäften, tonisierend auf Magen und Gallenblase, allgemein abwehrsteigernd

Anwendungen

Appetitlosigkeit, dyspeptische Beschwerden, Dyskinesien der Gallenwege, bei Verdauungsschwäche, zur Magen-, Darm- und Gallensaftanregung, bei Fettunverträglichkeit, zur Appetitanregung, bei Schwächezuständen nach Infektionen, zur allgemeinen Kräftigung

Kontraindikationen

Magen- und Darmgeschwüre, Schwangerschaft (abortiv)

Historisches

Früher wurde Wermut gegen Rheuma, Würmer und nervöse Erschöpfung („Wermut heilt Schwermut") eingesetzt. Auch im Schnaps „Absinth" war er enthalten. Da man vermutete, dass der Inhaltsstoff Thujon in Verbindung mit Alkohol neurotoxisch wirkt, wurde seine Herstellung Anfang des vorigen Jahrhunderts verboten. Inzwischen haben Untersuchungen gezeigt, dass die damals dem Thujon zugeschriebenen Wirkungen vor allem durch den zu hohen Alkoholkonsum und teilweise auch durch minderwertige Alkohole bei der Herstellung des Absinths hervorgerufen wurden. Absinth ist heute wieder erhältlich.

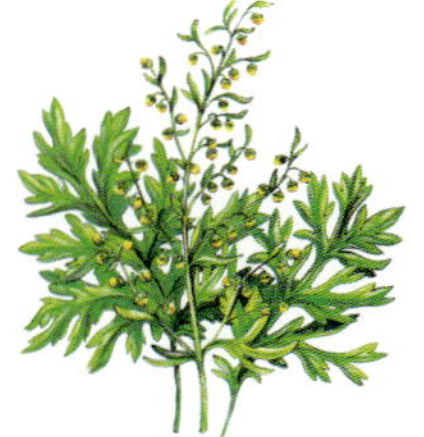

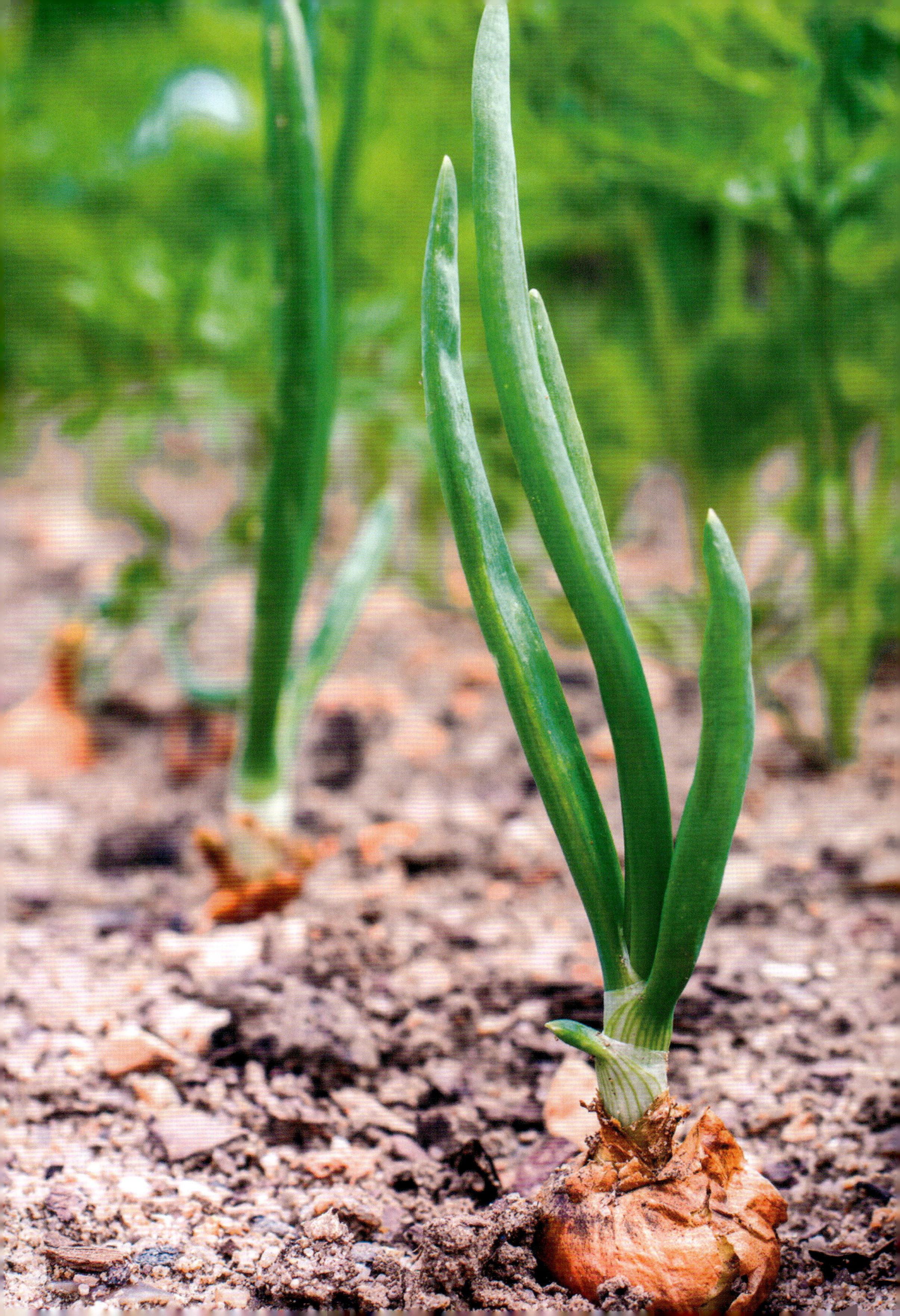

Zwiebel (Allium cepa L.)

Presssaft aus der ganzen Zwiebel

Inhaltsstoffe

Allicin, Alliin, Flavonoide (in der Schale), Polysulfide, Propanthialoxid, Vitamine

Wirkungen

Sekretionsfördernd, appetitsteigernd, verdauungsanregend, wassertreibend, wundheilend, immunstärkend.

Anwendungen

Erkältungskrankheiten der oberen Luftwege, Linderung von Husten, Schnupfen und Halsentzündungen, Ohrenschmerzen (Zwiebelsack), Appetitanregung, Vorbeugend bei Gefäßveränderungen im Alter (Arteriosklerose), Anregung der Verdauung, bei Verstopfung.

Tipp

Süßer Erkältungsteemix (Husten, Schnupfen, Heiserkeit): Zwiebelsaft und Honig in Lieblingstee mischen und warm genießen.

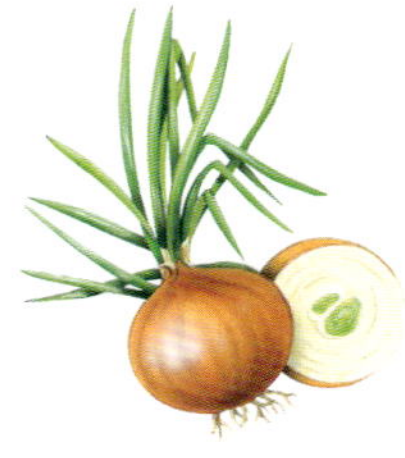

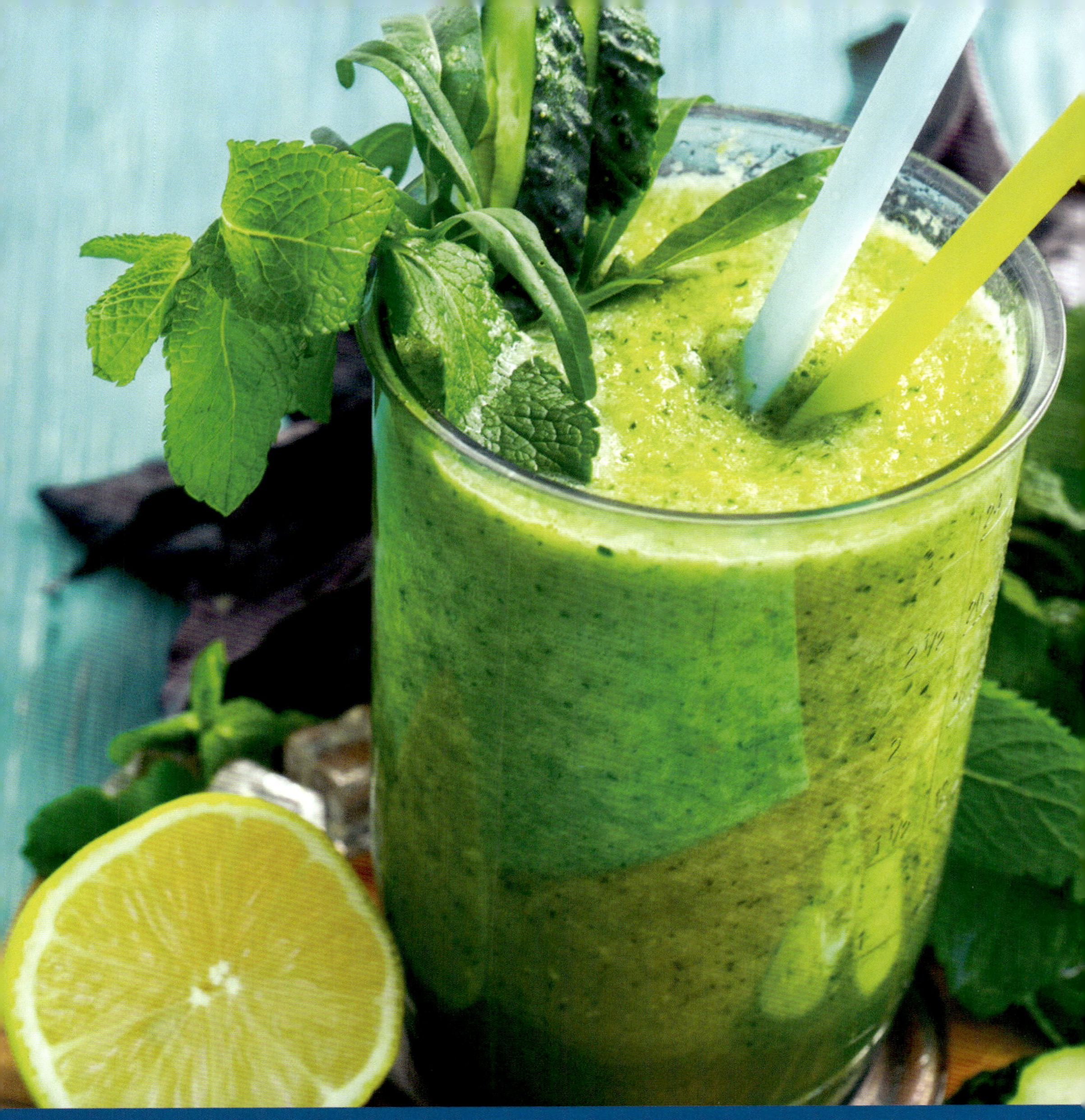

Säfte und Saftcocktails Rezepte

1. Saftcocktails für gesunde und kranke Tage

Gemüse, Salat und Co.

Gemüse und Früchte sind reich an Mineralien, Vitaminen und Enzymen. Sie enthalten Eiweiß, Antioxidantien, Chlorophyll und viele andere lebenswichtige Inhaltsstoffe.

Eine besonders schmackhafte Variante ist die Anwendung von Mixturen aus Gemüse- und Fruchtsäften plus Frischpflanzensäften. Man kann sie immer einsetzen, z. B. als „Gesundheits-Cocktail", als Kur zum Vorbeugen, zur Regeneration nach Krankheiten oder nur um sich einfach etwas „Gutes" zu gönnen.

Empfehlung

Für eine Kur oder für einen schnellen „Drink" empfehlen wir Ihnen Säfte aus dem Reformhaus in Bioqualität.

Grüne Smoothies

Grüne Smoothies sind ein Salat-Früchte-Mix. Vorteil: Der Körper wird mit frischem Obst und Salat in konzentrierter Form versorgt. Besonders geeignet für „Salat- und Obstmuffel".

Tipp

Frischpflanzensäfte einfach in den fertigen grünen Smoothie mischen

Frische Küchenkräuter

Küchenkräuter sind auch Heilkräuter. Mit ihren wertvollen Inhaltsstoffen wie zum Beispiel Mineralien, Vitaminen, Bitterstoffen, ätherischen Ölen u. a. versorgen sie den Organismus und regen durch ihren Duft und Geschmack unsere Sinne und Verdauungsdrüsen an.

Cocktails für vier Jahreszeiten

Medizin muss nicht bitter schmecken. Obst- oder Gemüse-Cocktails sind eine schmackhafte gesunde und stoffwechselanregende Zwischenmahlzeit.

Unsere Rezepte sind den vier Jahreszeiten angepasst. Ideal ist es, mit einer Saftpresse saisonales Obst und Gemüse selbst zu pressen. Die Frischpflanzensäfte können dann beigemengt werden.

Alternativ und besonders für langfristige kurmäßige Einnahmen eignen sich Obst-und Gemüsesäfte in Bioqualität aus dem Reformhaus oder Bioladen.

Empfehlung

Die Saft-Cocktails sind auch gut als Zwischenmahlzeit.

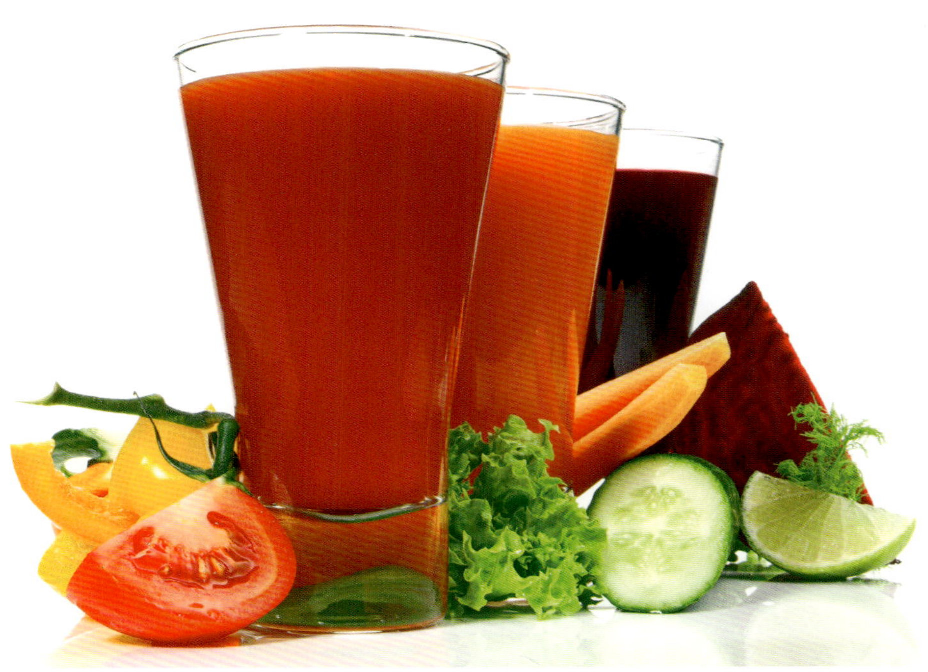

Frühlingserwachen

Fettkiller-Cocktail	• 100 ml Sauerkrautsaft • 15 ml Selleriesaft • 10 ml Birkensaft Mit einer Zitronenscheibe garnieren
Schöne-Haut-Cocktail	• 100 ml Möhrensaft • 15 ml Brennnesselsaft • 15 ml Löwenzahnsaft • Saft von ½ Zitrone Mit frischer Petersilie oder einem Melissenblatt garnieren

Sommerhitze

Verdauungstrunk	• 100 ml Tomatensaft • 15 ml Artischockensaft • 10 ml Knoblauchsaft oder 10 ml Zwiebelsaft Mit einer frischen Gurkenscheibe garnieren
Kreislaufschluck	• 100 ml Ananassaft • 15 ml Weißdornsaft • 15 ml Kaktusfeigensaft Mit Honigmelonen-Eiswürfel (selbst hergestellt) genießen

Herbst-Vitaminschluck

Seelentröster-Cocktail	• 50 ml Traubensaft (rot) • 50 ml Johannisbeersaft (schwarz) • 10 ml Granatapfelsaft • 10 ml Johanniskrautsaft • Mit einer Johannisbeer-Rispe garnieren

Heißer Winter

Winterpunsch (heiß)	• 50 ml Holunderbeersaft • 50 ml Traubensaft • 50 ml Apfelsaft • Saft ½ Zitrone oder Orange • Glühweingewürz (Bio) Mit Fruchtstückchen garnieren und heiß trinken

2. Obst- und Gemüsesäfte im Kurzportät

Die kurmäßige Einnahme von Obst- oder Gemüsesäften hat eine lange Tradition. Bekannt sind die Traubenkuren in Meran oder die Darmkuren mit Karottensaft bei Kindern bei Würmern.

Säfte für unsere Mixgetränke sind:

- Schwarze Holunderbeeren
- Karotten, Möhren
- Sauerkraut
- Tomaten
- Rote Bete

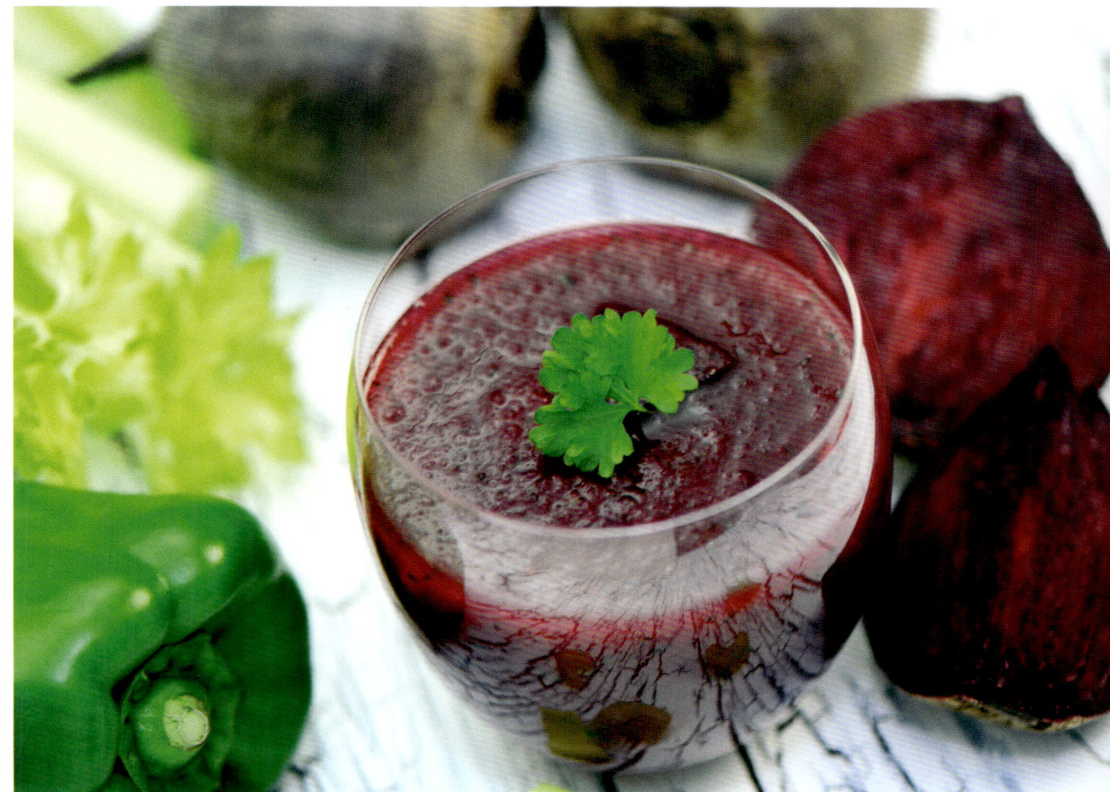

2.1 Schwarzer Holunder (Sambucus nigra)

Presssaft aus frischen schwarzen Holunderbeeren

Inhaltsstoffe

Tyrosin, Vitamine (Vitamin A, Vitamin B, Vitamin C), Säure (Apfelsäure, Weinsäure, Valerian- und Gerbsäure), ätherisches Öl, Sambunigrin-Amygdalin, Cholin, Harz, Kohlenhydrate, Mineralien (Natrium, Kalium, Phosphor, Eisen), Eiweiß

Wirkungen

- Harn- und schweißtreibend, leicht abführend
- Blutbildend und -reinigend, entzündungshemmend, antibakteriell
- Nerven und abwehrstärkend, immunstärkend

Traditionelle Anwendungen

Heißer Saft bei Fieber und grippalen Infekten, Blut-Reinigungskuren, bei Verstopfung, zur Regeneration nach Krankheiten, zur Anregung der Blutbildung

Verwendung in der Küche

Holunderbeersaft, -suppe, -mus, -marmelade, -punsch

Empfehlung bei Erkältungen

Heißes, abgekochtes Wasser in 100 ml Holundersaft auf 200 ml auffüllen, noch heiß und schluckweise trinken.

Historisches

Der Holunder galt früher als heilige Nahrungs- und Heilpflanze. In ihm „wohnte" die Göttin Freyja. Galt auch als Hausapotheke der „einfachen Leute", die Beeren wurden früher als Färbemittel verwendet.

2.2 Möhren/Karotten (Daucus carota)

Presssaft aus frischen Karotten

Inhaltsstoffe (frisch)

Wasser, Eiweiß, Fett, Beta-Karotin, Kohlenhydrate, Mineralien (Natrium, Kalium, Kalzium, Magnesium, Phosphor, Eisen, Zink), Vitamine: A, B1, B2, B6, Niacin, C, E, Pektin

Wirkungen

Steuert viele Stoffwechselfunktionen, besonders von Wachstum, Haut- und Schleimhäuten; steigert die Abwehr gegen Infektionen und hat Einfluss auf die Blutbildung; harntreibend, reguliert die Magensaftproduktion; leicht bakterienhemmend

Verwendung

Gemüse, Suppen, Rohkost, gut geeignet als Diätkost für Kinder, Erwachsene oder Kranke. Direktsaft aus dem Reformhaus/Bioladen. Frisch gepresster Karottensaft wirkt leicht abführend (Öl oder Sahne zufügen).

Traditionelle Heilkunde

Karottensaft bei Magenübersäuerung, Appetitmangel, Reizdarm, zur Haut- und Haarverbesserung, zur Prävention und in der Rekonvaleszenz zur Erhöhung der Widerstandskraft

3-Wochen-Gemüsesaft-Kur

Zweimal täglich 100 ml Gemüsesaft. Im wöchentlichen Wechsel von Sauerkraut, Karotte und rote Beete. Langsam (einspeicheln) und nüchtern trinken.

Stoffwechsel-Aktiv-Drink

100 ml Karottensaft mit 50 ml Mango- oder Pfirsichsaft und je 10 ml Löwenzahn- und Brennnesselsaft sowie 10 ml Zitronensaft mixen.

2.3 Rote Bete (Beta vulgaris)

Inhaltsstoffe (frisch)

Eiweiß, Kohlenhydrate, Vitamine (Vitamin A, Vitamin B, Vitamin C, Niacin), Mineralien (Natrium, Kalium, Kalzium, Magnesium, Phosphor, Eisen) u. a.

Wirkungen

Harntreibend, blutreinigend, blutbildend, leistungssteigernd; anregend auf Magen, Darm, Leber und Gallenblase, blutdrucksenkend, Anregung des Lymphsystems (gemäß W. Schoenenberger)

Traditionelle Heilkunde

Rote-Beete-Saft, Direktsaft in Bioqualität:

Bei Appetitmangel, Erschöpfung, Mangel von Eisen im Blut, zur Stärkung nach Erkrankungen oder der Abwehrkräfte.

Empfehlung

2 -mal täglich 100 ml Saft 2 Wochen als Kur trinken

Cocktail „Herzerfrischung"

- 50 ml Rote-Beete-Saft mit dem
- Saft einer halben Zitrone,
- 50 ml rotem Traubensaft,
- 10 ml Weißdornsaft und
- 5 ml Granatapfelsaft mischen.

Mit Eiswürfeln auffüllen und ganzen Zitronenscheiben garnieren.

2.4 Sauerkraut (Weißkohl, Brassica capilata)

Presssaft aus frisch vergorenem Weißkohl (milchsaure Gärung)

Inhaltsstoffe

Milchsäurebakterien, Eiweiß, Kohlenhydrate, Mineralien (Natrium, Kalium, Kalzium, Magnesium, Phosphor), Vitamine (Vitamine A, B, K, C), Spurenelemente (Zink u.a), Enzyme, Isothyocyanate

Wirkungen

Verdauungsfördernd, cholesterinsenkend, abwehrstärkend durch hohen Vitamin-C-Gehalt, ausscheidungsfördernd, keimtötend/antibakteriell, mit probiotisch darmaktiven Bakterien

Traditionelle Heilkunde

Frühjahreskur, bei Verdauungsschwäche, chronischer Verstopfung, chronischer Müdigkeit, depressiven Verstimmungen, bei Hautunreinheiten, zur Abwehrstärkung, Darmkur (Aufbau der Darmflora).

Empfehlung

- Hilfreich zur Ergänzung bei Rheuma-Kuren und chronischer Verstopfung: 2 – 3 Wochen täglich 100 ml Sauerkrautsaft trinken.
- Regenerations- und Verdauungskur: 3 – 4 Wochen morgens nüchtern täglich 100 ml Sauerkrautsaft trinken.

Historisches

Kohl wurde schon in der Steinzeit durch Vergärung haltbar gemacht. Für die Seefahrer war das Sauerkraut lange Zeit ein Schutz vor der gefürchteten Vitamin-C-Mangelkrankheit „Skorbut". Auch Kneipp lobte das Sauerkraut als Allheilmittel für viele Krankheiten.

2.5 Tomaten (Solanum lycopersicum)

Presssaft aus frischen, vollreifen Biotomaten

Inhaltsstoffe

Polyphenole, Flavonoide, Eiweiß, Fett, Vitamine (A, B, B2, B6, E, Niacin), Mineralien und Spurenelemente (Natrium, Phosphor, Kalium, Eisen, Kupfer, Bor), Oxalsäure, Apfelsäure, Zitronensäure, Saponin, Lycopin, Solanin (unreife)

Wirkungen

Antioxidativ, verdauungstärkend, Schutzeigenschaft für Haut und Schleimhäute, Vitaminspender bei Infektionsneigung, blutbildend, herz- und kreislaufstärkend, cholesterinsenkend, antioxidativ

Traditionelle Heilkunde

Aufbaumittel bei Schwäche- und Vitaminmangelzuständen, Appetitmangel, als Aperitif (täglich 2x 100 ml) und zur Anregung bei Verdauungs- und vegetativer Kreislaufschwäche, vorbeugend gegen antioxidativen Stress. Seelentröster, der Genuss von gewürztem Tomatensaft regt an und macht wach.

Hinweis

Vorsicht in der Schwangerschaft, bei Nierensteinen oder Gicht (Oxalsäure).
Kleinkinder sollten erst ab den zweiten Lebensjahr Tomaten essen.

Historisches

Die Tomate ist ein Nachtschattengewächs und kommt ursprünglich aus Peru. Schon den Azteken, Maya und Inkas war Tomatensaft als Arzneitrank bekannt.

Volkstümlich wird die Tomate auch Liebes- und Paradiesapfel genannt.

2.6 Rote Weintrauben (Vitis vivifera)

Inhaltsstoffe (Frischsubstanz)

Mineralstoffe und Spurenelemente (Kalium, Natrium, Kalzium, Magnesium, Phosphor, Eisen), Vitamine (Vitamin A, Vitamin B, Vitamin C)

Wirkungen

Darmregulierend, allgemein stärkend, blutbildend. In der Volksheilkunde dient die Traubensaftkur zur Stärkung der Kräfte. Außerdem verwendet man dort die frischen reifen Trauben (mit Kern) bei Verstopfung und zur Darmregulierung. Kneipp benutzte sie zur Stärkung der Abwehrkräfte und in der Rekonvaleszenz.

Empfehlung

- Am Wochenende oder im Urlaub ein bis drei Traubentage einlegen
- Im Herbst zur Traubenzeit täglich 500g reife süße Trauben mit Kern über den Tag verteilt essen. Gut kauen und einspeicheln.

Täglicher Traubencocktail mit Frischpflanzensäften – Kur für 7 bis 10 Tage

- 100 ml selbst gepressten Traubensaft oder Biotraubensaft,
- 10 ml Löwenzahnsaft und
- 10 ml Granatapfelsaft mixen und frisch trinken

Tipp (für Diabetiker)

Statt Traubensaft (hoher Zuckergehalt) Johannisbeersaft verwenden.

Historisches

Wein ist ein Rebengewächs und zählt zu den Nahrungs- und Heilpflanzen. Ein bekannter Kurort ist Meran. Hier werden auch heute noch unter Anleitung Traubensaftkuren aus ganzen Trauben (mit Schale und Kern) durchgeführt. Traubensäfte sollten aus Biotrauben mit Kern sein.

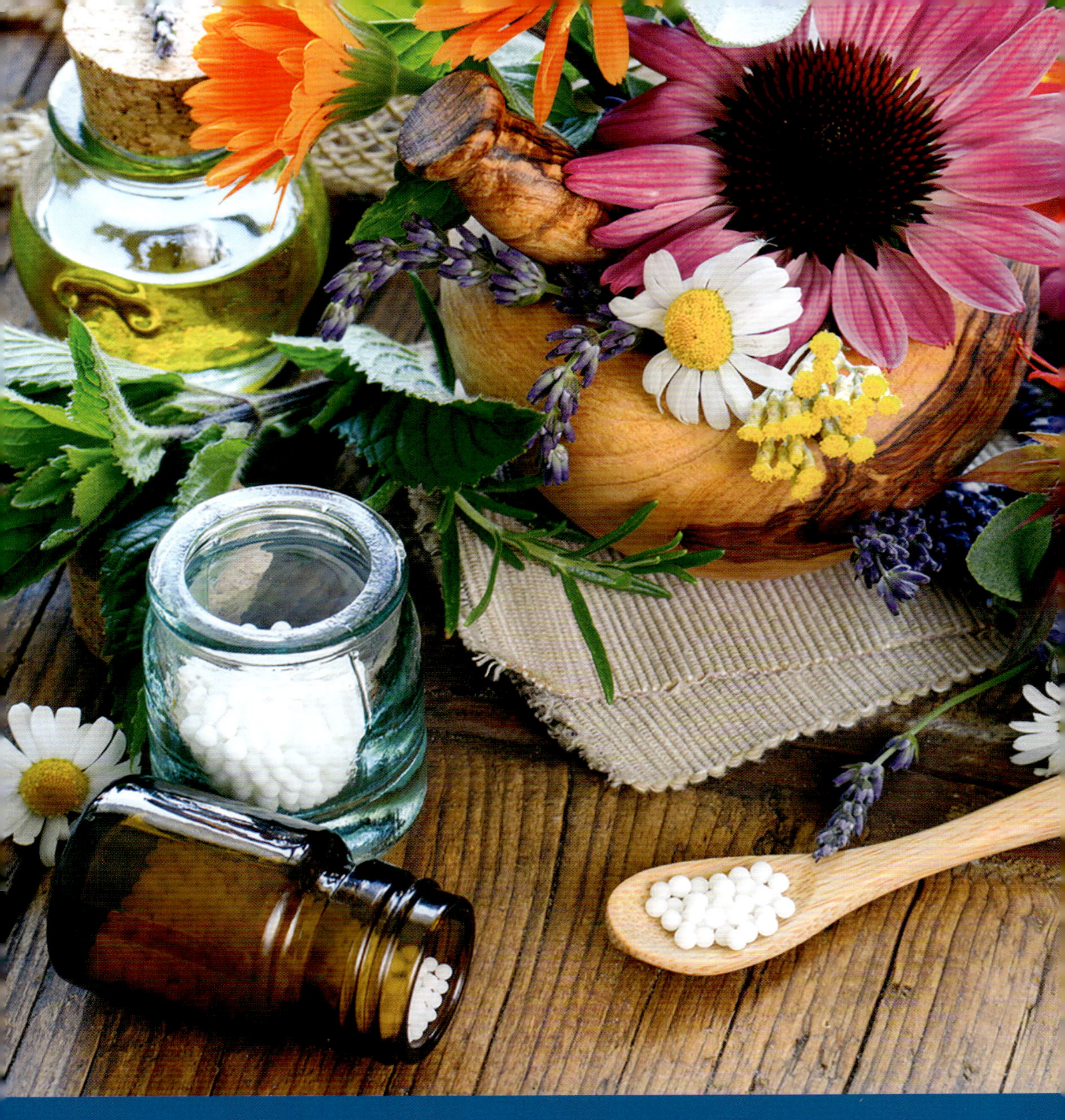

Anhang

Fachbegriffe: Inhaltsstoffe und Wirkungen

Adstringierend	(Haut- und Schleimhäute) zusammenziehend
Aggregationshemmend	Hemmung der Verklebung von Blutplättchen
Alkaloide	Stickstoffhaltige Verbindungen; meist mit stark pharmakologischer bis giftiger Wirkung auf den Organismus.
Alliine	Charakteristische Aromastoffe aus der Allium-Familie: z. B. Knoblauch, Zwiebel, Bärlauch
Analgetisch	Schmerzstillend, beruhigend
Anämie	Blutarmut, Verminderung der Zahl der roten Blutkörperchen oder des Hämoglobinwertes (roter Blutfarbstoff)
Anorganische Stoffe	Nicht organische Substanzen, zum Beispiel in Form von Salzen, Mineralstoffen, Spurenelementen
Antibakteriell	Das Wachstum von Bakterien hemmend oder tötend
Antimikrobiell	Keimtötend
Antimykotisch	Das Wachstum von Pilzen hemmend oder tötend
Antioxidativ	Vor Oxidation schützend
Antiphlogistisch	Wirksam gegen Entzündungen
Antitussiv	Hustenstillend, hemmt den Hustenreflex
Antiphlogistisch	Entzündungshemmend
Antiviral	Wachstum von Viren hemmend oder tötend
Ätherische Öle	Farblose bis hellgelbe (außer Nelke, Kamille) flüchtige Flüssigkeiten ohne Rückstände mit intensivem, aromatischen, teils scharfen Geruch und Geschmack
Bakterizid	Wachstum von Bakterien hemmend oder bakterientötend
Bitterstoffe	Chemisch unterschiedliche Stoffe, charakteristisch ist der bittere Geschmack. Hauptgruppen: Amara tonika simplex (vorwiegend reine B.), Amara aromatica (B. mit ätherischen Ölen) und Amara acria (B. mit Scharfstoffen)
Carotinoide	In Pflanzen vorkommend als Gruppe von gelben und roten Farbstoffen
Cholagog	Galletreibend
Cholekinetisch	Kurzfristige Verstärkung des Galleabflusses durch Kontraktion der Gallenwege
Choleretisch	Steigerung der Produktion und Menge von Gallensaft in der Leber
Cholin	Findet sich in zahlreichen Pflanzen. Cholin bzw. Acetylcholin erregt den Nervus Vagus, erhöht die Erregbarkeit der glatten Muskulatur in Darm und Uterus, senkt die Pulsfrequenz und den Blutdruck.
Cumarin	Ist ein natürlich vorkommender, aromatischer sekundärer Pflanzenstoff. Der Duft entfaltet sich erst durch Trocknung. Zum Beispiel: Heu, Waldmeister, Steinklee. In größeren Mengen sind Cumarine gesundheitsschädlich.
Diuretisch	Harntreibend, Harnmenge erhöhend

Droge (pflanzlich)	Getrocknete Pflanze, Pflanzenteile, auch Harze, Balsame, Öle
Dyspepsie	Verdauungsbeschwerden durch Mangel an wirksamen Verdauungssäften
Expektorisierend	Förderung des Auswurfs von Bronchialschleim
Flavonoide	Pflanzenstoffe mit verwandtem Grundgerüst und gelber bis orangener Farbe (Flavus, lat.: gelb). Es sind über 2.000 natürlich vorkommende Flavonoide bekannt.
Gerbstoffe	Pflanzliche Bau-, Schutz- und Reservestoffe mit der Eigenschaft sich an Eiweiße von Haut und Schleimhäuten anzulagern. Die Haut bildet eine Art Schutzschicht, zieht sich zusammen. Adstringierende bis gerbende Eigenschaft.
Glykoside	Oberbegriff für Verbindungen, die unter Hydrolyse in einen Zucker- und einen Nicht-Zuckeranteil gespalten werden können. Auch Flavonoide und Bitterstoffe können in diese Gruppe fallen.
Herbizide	Unkrautvernichtungsmittel
Inotrop	Die Schlagkraft des Herzmuskels beeinflussend
Inulin	Ist ein Gemisch von Polysacchariden aus Fructosebausteinen mit einer Kettenlänge von bis zu 100 Monomeren und einem endständigen Glucoserest. Es zählt zu den Fructanen.
Karminativ	Blähungstreibend
Lipidsenkend	Senkung der Blutfette
Peptid	Eiweißstoffe aus mindestens 2 Aminosäuren. Oligopeptid: Eiweißstoffe aus 2-10 Aminosäuren; Polypeptid: Eiweißstoff aus zehn bis 100 Aminosäuren.
Pestizid	Pflanzenschutzmittel
Photosensibel	Sonnenlicht empfindlich
Positiv inotrop	Den Koronardurchfluss steigernd
Protein	Eiweißstoff aus mehr als 100 Aminosäuren
Proteid	Protein gebunden an eine weitere Stoffklasse wie Phosphor: Phosphoproteide, Lipide: Lipoproteide, Zuckerarten: Glykoproteide
Reborierend	Stärkend, kräftigend
Sekretolytisch	Sekretverflüssigend (z. B. Bronchialschleim)
Senfglykoside	Schwefel-und stickstoffhaltige chemische Verbindungen, die zur Stoffgruppe der Glycoside gehören. Scharfer bis bitterer Geschmack. Vorkommen zum Beispiel in Bärlauch, Knoblauch, Zwiebeln
Sensitiv	Feinfühlig, empfindsam
Spasmolytisch	Krampflösend
Tonisierend	Anregend

Stichwortverzeichnis

A
Abnehmen . . . 70
Akne . . . 84f, 107
Allergie . . . 30, 51, 56
Angst . . . 20, 53
Appetit . . . 37, 43, 48, 57, 97, 131, 145, 157, 166
Arteriosklerose . . . 64
Arthrose . . . 66, 75
Asthma . . . 30
Atmung . . . 34
Aufstoßen . . . 48f, 51

B
Bauchschmerzen . . . 46, 49, 51, 92
Bauchspeicheldrüse . . . 43, 48f, 56f, 65f
Blähungen . . 43, 45f, 48, 51f, 57, 65f, 92, 97, 111, . . . 131, 172
Blase . . . 60, 147
Blutdruck . . . 20, 35, 37, 66, 78
Blutgefäße . . . 36, 67

D
Depression . . . 17ff, 48, 64, 92
Durchfall . . . 30, 53, 57, 97
Dyspepsie . . . 49

E
Entzündung . 28, 30, 46ff, 57, 60f, 74ff, 78f, 86, 90
Erkältung . . . 27
Erschöpfung . . . 17, 19, 21, 24, 30, 92

F
Fettverdauung . . . 41, 49, 78

G
Galle . . 19, 30, 43, 45, 57, 65f, 78, 83, 92, 97, 101, . . . 115, 137, 166
Gicht . . . 64, 99, 107, 115, 147, 168
Grippe . . . 53

H
Haarausfall . . . 64, 86, 91, 107
Haare, brüchige . . . 99
Hauterkrankungen . . . 30, 64, 162, 168
Haut, fettige . . . 82
Haut, juckende . . . 82
Haut, trockene . . . 82
Heiserkeit . . . 29
Herz . . . 20f, 35, 66f, 69, 171
Hitzewallung . . . 92
Husten . . . 28, 83

K
Konzentration . . . 23
Kreislauf . . . 19, 35, 66f, 69, 78

L
Leber . . . 19, 30, 43, 45, 48f, 57, 65f, 76, 78, 82f, . . . 92, 97, 101, 115, 123, 137, 166, 171

M
Magenprobleme . . . 43, 46, 65, 69, 97, 103, 105, . . . 111, 119, 125, 127, 141, 167
Milz . . . 19

N
Nägel, brüchige . . . 99
Nervenstärkung . . . 17, 19, 21, 24, 30, 34, 37, 90
Nervliche Überreizung . . . 17
Niere . 55, 66f, 69, 76, 99, 107, 109, 135, 147, 168

P
Prämenstruelles Syndrom (PMS) . . . 89, 103, 131

R
Reflux . . . 46
Reizdarm . . . 56, 111, 127
Rheumatische Beschwerden . . . 64, 74, 77, 91, 99, . . . 107, 109, 115, 147, 167

S
Schlaf . . . 23f, 34, 36f, 90ff
Schnupfen . . . 29f
Sodbrennen . . . 41, 43, 46, 69, 141
Stimmungsschwankungen . . . 18, 92
Stoffwechsel . . . 24, 50, 55, 60, 64ff, 70, 75f, 78, . . . 82f, 89, 91f, 95, 99, 109, 123, 125, 165

U
Unruhe . . . 21, 34, 36

V
Verdauung . . 16, 19, 30f, 34, 43, 48f, 51f, 55f, 64f, . . . 67f, 78, 83, 92
Verstopfung . . . 54, 56f, 69f, 167, 169
Völlegefühl . . . 40f, 48, 51f, 97, 111

W
Wechseljahresbeschwerden . . . 21, 91, 103, 131

Literatur- und Quellenverzeichnis

[i] **Gebhard**, Protektive antioxidative Wirkungen von Artischockenextrakt an der Leberzelle, Med. Welt 46, (1995) und Gebhard, Artischockenextrakt- in vitro Nachweis einer Hemmwirkung auf die Cholesterinsynthese.

Wissenschaftliches Informationsmaterial der Firma Walther Schoenenberger GmbH & Co. KG

Pschyrembel, Klinisches Wörterbuch; Verlag Walter de Gruyter, 256. Auflage

Arzneipflanzen, Wirkstoffe · Anwendungen, Margret Wenigmann (Urban & Fischer)

Die erfolgreiche Teemischung, Peter A. Zizmann (Verlag Volksheilkunde)

Das Große Buch der Heilpflanzen, Apotheker M. Pahlow, Bechtermünz Verlag

Essbare Wildpflanzen, Steffen Guido Fleischhauer, Jürgen Guthmann, Roland Spiegelberger, 14. Auflage 2013, AT Verlag 2007

Omas Lexikon der Kräuter und Heilpflanzen, Weltbild Verlag 2005

Schüßler-Salze und Heilpflanzen, HP Hannelore Funk und HP Karin Gabriel; ML Verlag 2015

Bildquellenverzeichnis

S. 8 – © H. Funk / K. Gabriel
S. 13 – © Hetizia – Fotolia
S. 14 – © CLIPAREA.com – Fotolia
S. 15 – © H. Funk / K. Gabriel
S. 25 – © H. Funk / K. Gabriel
S. 38 – © H. Funk / K. Gabriel
S. 47 – © H. Funk / K. Gabriel
S. 59 – © H. Funk / K. Gabriel
S. 62 – © H. Funk / K. Gabriel
S. 63 – © H. Funk / K. Gabriel
S. 80 – © H. Funk / K. Gabriel
S. 81 – © Walther Schoenenberger GmbH & Co. KG
S. 87 – © H. Funk / K. Gabriel
S. 88 – © H. Funk / K. Gabriel
S. 93 – © eflstudioart – Fotolia
S. 94 – © dextorth – Fotolia
S. 96 – © Walther Schoenenberger GmbH & Co. KG
S. 98 – © Aggi Schmid – Fotolia
S. 100 – © H. Funk / K. Gabriel
S. 102 – © H. Funk / K. Gabriel
S. 104 – © H. Funk / K. Gabriel
S. 106 – © H. Funk / K. Gabriel
S. 108 – © H. Funk / K. Gabriel
S. 110 – © H. Funk / K. Gabriel
S. 112 – © glisic_albina – Fotolia
S. 114 – © vvvita – Fotolia
S. 116 – © DiKiYaqua – Fotolia
S. 118 – © Luis Echeverri Urrea – Fotolia
S. 120 – © H. Funk / K. Gabriel
S. 122 – © Giorgia – Fotolia
S. 124 – © L.Bouvier – Fotolia
S. 126 – © dorotaemiliac – Fotolia
S. 128 – © H. Funk / K. Gabriel
S. 130 – © Melica – Fotolia
S. 132 – © Jürgen Fälchle
S. 134 – © photolink – Fotolia
S. 136 – © H. Funk / K. Gabriel
S. 138 – © H. Funk / K. Gabriel
S. 140 – © sever180 – Fotolia
S. 142 – © H. Funk / K. Gabriel
S. 144 – © H. Funk / K. Gabriel
S. 146 – © gitusik – Fotolia
S. 148 – © H. Funk / K. Gabriel
S. 150 – © H. Funk / K. Gabriel
S. 152 – © H. Funk / K. Gabriel
S. 154 – © H. Funk / K. Gabriel
S. 156 – © Ralf Geithe
S. 159 – © fotofabrika – Fotolia
S. 161 – © ExQuisine – Fotolia
S. 163 – © Printemps – Fotolia
S. 171 – © juefraphoto – Fotolia

Zeichnungen im Pflanzenteil:
Walther Schoenenberger GmbH & Co. KG